A ARTE DE CURAR
PELA
RADIESTESIA

(Cromoterapia)

SÁVIO MENDONÇA

A ARTE DE CURAR PELA RADIESTESIA

(CROMOTERAPIA)

EDITORA PENSAMENTO
São Paulo

Edição	Ano
6-7-8-9-10-11-12-13	99-00-01-02-03-04

EDITORA PENSAMENTO LTDA.
Rua Dr. Mário Vicente, 374 – 04270-000 – São Paulo, SP
Fone: 272-1399 – Fax: 272-4770
E-mail: pensamento@snet.com.br
http://www.pensamento-cultrix.com.br

Impresso em nossas oficinas gráficas.

SUMÁRIO

Prefácio 7

Capítulo I
Radiestesia 9

Capítulo II
O Pêndulo 13

Capítulo III
Polaridade e Células Humanas 21

Capítulo IV
As Cores 29

Capítulo V
Graduação do Pêndulo 33

Capítulo VI
Auto-sugestão e Remanência 37

Capítulo VII
Orientação, Linhas e Campo de Forças 41

Capítulo VIII
Raios Radiestésicos 45

Capítulo IX
Diagnóstico 55

Capítulo X
As Séries 63

Capítulo XI
Catálogo Radiestésico das Cores 67

Capítulo XII
Tratamento 75

Capítulo XIII
Os Micróbios 81

Palavras Finais 85

PREFÁCIO

Ao escrever *A Arte de Curar pela Radiestesia*, procurei organizar um manual simples, didático, ilustrado, que fosse diretamente ao assunto. Evitei omitir, entretanto, tudo quanto me pareceu limitasse a autonomia deste livro de iniciação. É um compêndio ao alcance de qualquer pessoa que deseje praticar o tratamento pelas cores, utilizando, com a devida técnica, o prumozinho de madeira (pêndulo), cujos movimentos variados recebem adequada interpretação.

O leitor que se dedicar ao treino assíduo e racional da Radiestesia, ficará deveras surpreso com o rápido desenvolvimento de sua habilidade radiestésica, que lhe permitirá, entre outras coisas, aplicá-la à manutenção do equilíbrio de sua própria saúde e à de seus familiares, habilitando-o, ainda, a saber se um determinado remédio prescrito é eficaz ou não ao paciente. Pode, também, submeter a testes os alimentos que vai ingerir às refeições, selecionando-os a critério de sua saúde, preceituando a si um regime alimentar.

Embora a Radiestesia seja uma ciência no estágio de infância, com muitos pontos que elucidar, passou a interessar a ciência oficial a partir do momento em que estatuiu os seus princípios em base experimental, suscetível de ser verificada por pesquisadores em diversas partes do mundo.

Hoje, na Europa, existem milhares de médicos radiestesistas, que se reúnem em sociedades, demonstrando, assim, o alto conceito com que encaram os recursos da Radiestesia, não sendo rara a cooperação entre bons radiestesistas e eficientes facultativos.

Perfilhando o sistema clássico de acreditados radiestesistas, fiz uma abordagem da Radiestesia médica sob um ponto de vista físico, ao invés do psíquico, admitindo-se por conseguinte que os seres emitem vibrações, ondas radiestésicas ou raios. As sete cores (vibrações) do espectro solar, materializadas por amostras de papel, tecido ou plástico coloridos, ou por outra forma qualquer, assim como os seus matizes, acrescidos do branco, do preto, do cinzento e de certos raios invisíveis, desempenham um papel preponderante na aplicação da Radiestesia terapêutica cromática, cujo método se explica com suficiente detalhe neste livro.

O propósito dessas lições é manter o leitor na esfera de uma terapêutica familiar, caseira, profilática, reservando-se aos médicos a responsabilidade de uma terapêutica propriamente dita.

O Autor

CAPÍTULO I

RADIESTESIA

Esta ciência é muito antiga e surgiu com a técnica da procura de poços d'água e de jazidas subterrâneas, por meio da forquilha ou varinha divinatória.

Depois ficou séculos e séculos esquecida, e quando reapareceu, achava-se infectada de manipulações e invocações inúteis de arte mágica.

Além da busca de mananciais aqüíferos, a varinha bifurcada era muito utilizada na pesquisa de tesouros ocultos e objetos perdidos.

Nos dias de hoje, não é raro encontrar ainda no meio rural poceiros habilidosos que fazem dessa arte uma profissão, localizando água com a forquilha ou com um simples prumozinho.

A partir de meados do século dezenove, a Radiestesia passa por um expurgo das superstições que a eivavam, e começa a ser estudada cientificamente, com apoio em métodos experimentais.

O objetivo deste livro é a Radiestesia Curativa.

A palavra "Radiestesia" sugere que esta ciência se relaciona com "radiações", "raios", cuja natureza ainda se desconhece. Não é eletricidade nem magnetismo, embora essas radiações tenham conotação com essas duas forças. Aliás, o raio radiestésico é passível de reforço tanto pela eletricidade quanto pelo magnetismo.

Houve, em certa época tendência em explicar os fenômenos de ***rabdomancia*** (Radiestesia) com apoio nas variações da gravidade da Terra.

★ ★ ★

Radiestesia significa sensibilidade às radiações, raios ou ondas.

Com a finalidade de esclarecer alguns termos que eventualmente poderão aparecer no decurso do livro, vejamos o que é uma onda.

Quando se atira, por exemplo, um pedregulho nas águas tranqüilas de uma piscina, formam-se círculos concêntricos em relevo e profundidade, isto é, formam-se cristas e cavados, cujo perfil esquemático se mostra na Fig. 1:

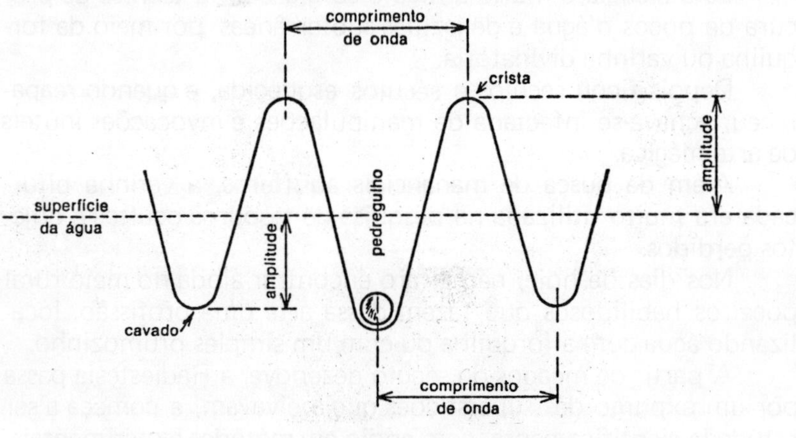

Fig. 1 — Onda de água vista em corte, mostrando o que se entende por comprimento de onda e amplitude.

Onda é a forma de propagação de energia através de um meio, transmitindo-se, por vibrações, de partícula em partícula, no caso, por exemplo, da água e do ar. As ondas de rádio e televisão se propagam através de um meio hipotético chamado éter.

Amplitude vem a ser a altura da crista, ou a profundidade do cavado a partir do nível da superfície da água, no exemplo citado.

Comprimento de onda é a distância horizontal entre os pontos mais elevados de duas cristas consecutivas, ou de dois cavados consecutivos.

Quando se prende uma lâmina de aço (folha de serra) numa morça, ela vibra ao ser deslocada da sua posição de equilíbrio.

Ciclo é um vaivém. É o caminho percorrido pela onda para avançar um comprimento de onda.

Freqüência é o número de cristas, ou de cavados de onda, que passa por segundo, a contar de um ponto fixo, se se estiver, por exemplo, à beira de um cais observando as ondas do mar. É o número de vaivéns por segundo; é o número de ciclos, por unidade de tempo, na lâmina vibrante.

A velocidade de propagação de uma onda depende da natureza do meio e da onda.

Enquanto a luz percorre 300 mil quilômetros por segundo no vácuo, o som "anda" apenas 340 metros no mesmo tempo.

Os raios ou ondas com que lidaremos são evidentemente ondas ou raios radiestésicos.

Nossa intenção é fazer que o leitor possa desenvolver facilmente suas aptidões de radiestesista e aplicar as técnicas simples, que exporemos, no equilíbrio de sua saúde e na de seus próximos, tornando-se, guardadas as devidas proporções, o seu próprio "médico familiar", com a possibilidade de saber se um remédio prescrito a si ou a outrem é eficaz ou não.

Sabe-se que cada paciente tem suas próprias peculiaridades, de modo que um medicamento eficaz para um doente pode não o ser para outro que padeça de mal semelhante.

Daí a necessidade e o hábito de o médico estudar antes a natureza de seu doente para poder prescrever-lhe um tratamento adequado.

CAPÍTULO II

O PÊNDULO

Em Radiestesia Terapêutica usa-se um instrumento simplíssimo denominado pêndulo, Fig. 2, que, na mão do radiestesista, capta e amplifica os efeitos dos raios radiestésicos.

O Pêndulo Neutro, que não passa de um pequeno peso suspenso por um fio, deve ser "neutro", isto é, de material não-magnético e de "cor" preta. Por isso, comumente é construído de madeira e assume de preferência a forma esférica. As tintas pretas da indústria contêm geralmente pigmentos de outras cores que podem falsear experiências rigorosas, quando então se usa enegrecimento por outro processo. Para o caso que nos interessa, um envernizamento escuro da madeira é suficiente.

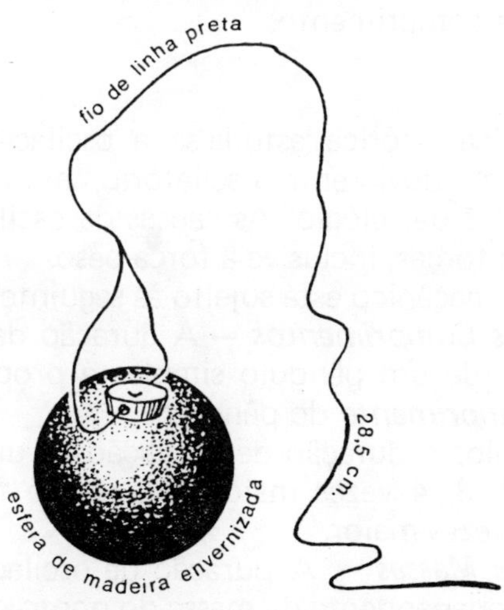

Fig. 2 — Pêndulo neutro, 3 cm de diâmetro.

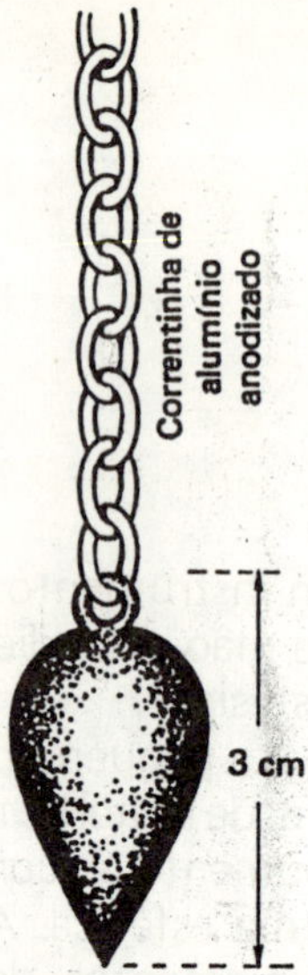

Fig. 3 — Prumo ou Pêndulo de marfim, cônico.

O pêndulo é um prumo esférico, ou pontiagudo, como o utilizado em topografia, Fig. 3. Ao invés de pender de um fio de linha preta, alguns o prendem a correntinhas, não-magnéticas, de alumínio anodizado. Os pêndulos para experiências ao ar livre devem ser mais pesados. Há uma variedade enorme de pêndulos de diversas formas e composições, inventados por radiestesistas que os usam com êxito. Na Radiestesia Terapêutica que estudaremos, faremos uso, neste livro, apenas do pêndulo neutro, a saber: esfera de madeira de aproximadamente 3 cm de diâmetro da qual se salienta uma excrescência troncocônica, à moda de cabeça-de-pião, de uns 4 mm de altura, por cujo orifício passa um fio de linha preta de mais ou menos 28 cm de comprimento.

Na Mecânica Teórica estuda-se a oscilação do pêndulo, que descreve um movimento oscilatório, num plano vertical, como os pêndulos de relógio. As causas da oscilação são mecânicas, isto é, são forças, inclusive a força-peso.

O pêndulo mecânico está sujeito às seguintes leis teóricas:

1ª) ***Lei dos Comprimentos*** — A duração das oscilações de fraca amplitude de um pêndulo simples é proporcional à raiz quadrada do ***comprimento*** do pêndulo.

Por exemplo, a duração de oscilação de um pêndulo simples se torna 2, 3, 4 vezes maior, quando se faz seu comprimento 4, 9, 16 vezes maior.

2ª) ***Lei das Massas*** — A duração da oscilação de um pêndulo simples é independente da massa do ponto ou "pezinho".

Tomando-se várias bolas de chumbo de pesos diferentes, presas a fios de mesmo comprimento, as durações de oscilação desses pêndulos são as mesmas.

3ª) ***Lei das Substâncias*** – A duração de oscilação de um pêndulo simples é independente de sua substância.

Pêndulos de chumbo, ferro, platina, marfim, etc., presos a fios de mesmo comprimento apresentam durações de oscilação iguais.

Estas leis sobre o pêndulo simples, mecânico, estão condensadas na fórmula matemática:

$$t = \pi \sqrt{\frac{l}{g}}$$

Na qual:

t = tempo ou duração da oscilação
π = 3,1416 (valor constante)
l = comprimento do fio do pêndulo
g = aceleração da gravidade, variando de localidade para localidade

Esta citação tem por fim apenas corroborar causas mecânicas, físicas, que interferem no movimento oscilatório de um pêndulo simples, material.

Os leitores não versados em Matemática ou em Física não devem se preocupar com essas "intromissões" algébricas, de vez que elas não lhe farão falta na aplicação da Radiestesia Curativa.

Voltemos ao pêndulo neutro, ao pêndulo radiestésico.

O pêndulo usado em Radiestesia é também um pêndulo físico, mecânico, por conseguinte, sujeito às leis físicas que há pouco mencionamos, mas as suas oscilações têm origens mais complexas.

Observemos que:

a) O fio de um pêndulo físico tem uma de suas extremidades presa a um ponto material, absolutamente fixo. O pêndulo radiestésico está preso aos dedos polegar e indicador de uma pessoa.

b) O pêndulo simples oscila num plano vertical. O pêndulo radiestésico oscila nesse plano vertical e fora dele, executando movimentos rotativos.

c) As forças mecânicas que fazem movimentar o pêndulo neutro são raios ou ondas radiestésicos de origem ainda desconhecida.

d) O corpo do radiestesista funciona como que um aparelho radiotransmissor e, graças à sua alta sensibilidade, o pêndulo ou a forquilha manifestam a vibração recebida de maneira visível. No pêndulo físico, as oscilações não estão condicionadas à sensibilidade humana.

e) As ***cores*** têm influência nas oscilações do pêndulo radiestésico, o que não acontece com o pêndulo meramente físico, mecânico.

f) As oscilações radiestésicas podem ser falseadas pela **remanência** ou pela **auto-sugestão** do radiestesista principalmente, o que não se dá com as oscilações do pêndulo simples, mecânico. Aprenderemos, mais adiante, como evitar a interferência nociva da remanência e da auto-sugestão.

Figuras Descritas Pelos Movimentos do Pêndulo — O pêndulo neutro ou radiestésico apresenta 4 movimentos distintos, principais, e um quinto movimento secundário, de transição, a saber:

1º) ***Sentido horário***: O pêndulo, olhando-o de cima, descreve circunferências no mesmo sentido em que giram os ponteiros de um relógio. Diz-se que o pêndulo faz **rotações diretas** ou **positivas**. A experiência demonstrou que a rotação horária significa que o pêndulo se acha em estado de harmonia com a radiação emitida pelo objeto ou por uma cor determinada, Fig. 4.

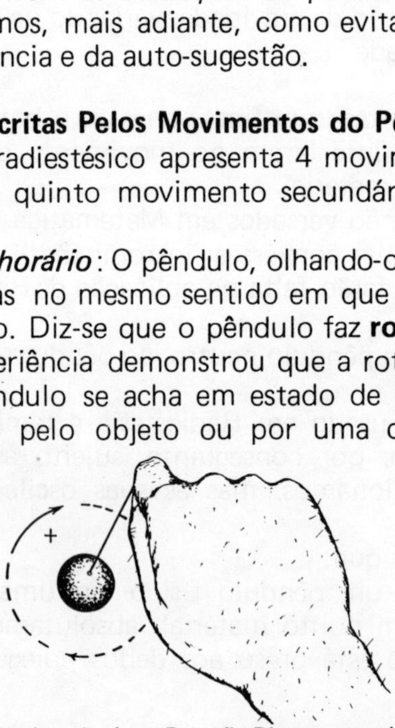

Fig. 4 — Pêndulo visto de cima: Rotação Direta — estado de harmonia.

2º) *Sentido anti-horário*: O pêndulo, visto de cima, gira no sentido contrário ao do movimento dos ponteiros de um relógio. O pêndulo descreve **rotações inversas** ou **negativas**. Esse movimento indica que o pêndulo está em oposição direta (180° sobre a esfera) com a natureza da radiação do objeto, Fig. 5.

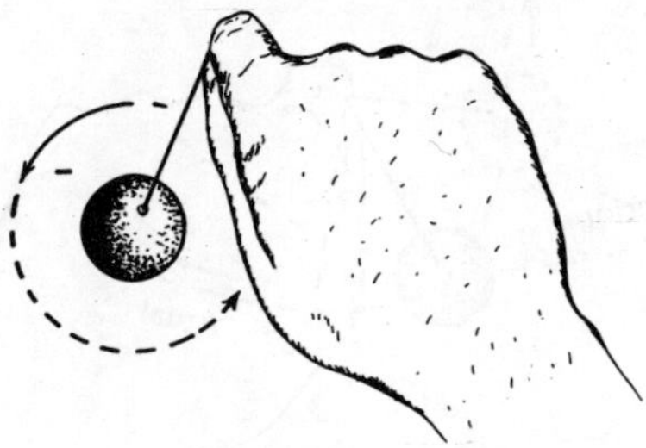

Fig. 5 — Pêndulo visto de cima: Rotação Inversa — situação de discordância.

3º) *Oscilação longitudinal*: O pêndulo balança, faz um vaivém **num mesmo plano**, como o pêndulo de um relógio de parede. Depois de uma série de rotações, o pêndulo pára e faz oscilações, antes de recomeçar novas rotações, Fig. 6.

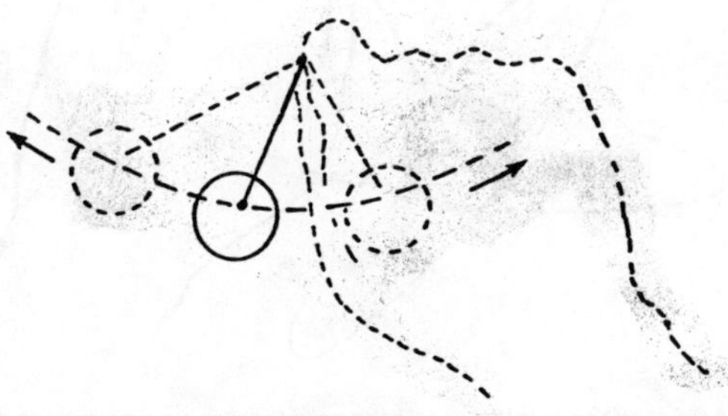

Fig. 6 — O pêndulo balança de um lado para o outro, num mesmo plano — oscilação.

4º) *Oscilação transversal*: O pêndulo balança, faz um vai-vém cruzado, **transversal** com o movimento oscilatório descrito no item anterior, Fig. 7.

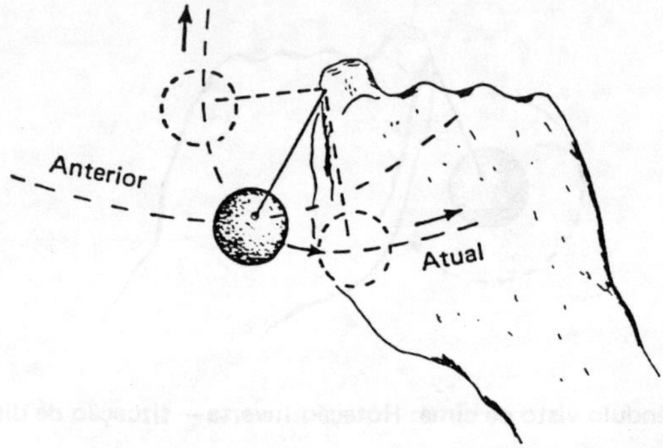

Fig. 7 — Oscilação transversal.

5º) *Elipse ou ovais*: O pêndulo descreve "circunferências" achatadas, alongadas, isto é, elipses ou ovais. Esses movimentos

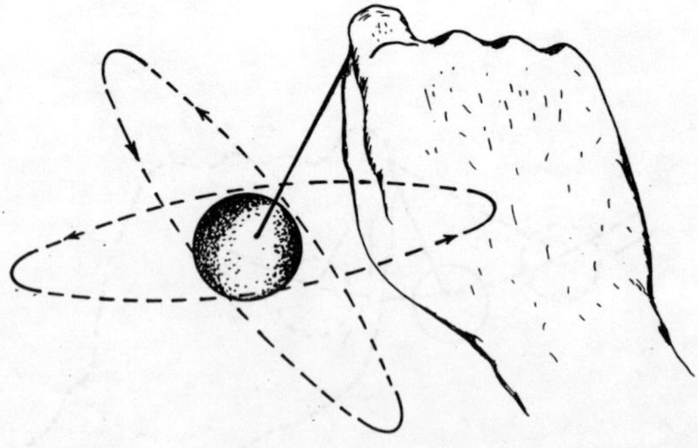

Fig. 8 — Movimentos ovalados, desconsiderados na contagem de uma série.

são secundários, de passagem, e não são considerados na contagem[1] das figuras descritas numa **série**; só se contam as circunferências, Fig. 8.

Todos esses movimentos podem ser evidenciados sobre qualquer corpo: metal, planta, ser vivo, etc.

Interpretação Genérica dos Movimentos — De uma maneira geral, interpretam-se os movimentos assim:

- Oscilações que partem do operador e vão ter ao objeto denotam **sintonia, comunhão, harmonia** vibratória entre si. São **oscilações longitudinais.**
- Oscilações laterais, **transversais**, cortando a linha imaginária que liga o operador ao objeto, indicam **oposição, discordância, desarmonia** nas vibrações entre ambos.
- Rotações diretas revelam **afirmação, sintonia**.
- Rotações inversas, **negação.**
- Oscilações denotam **masculinidade**.
- Rotações, **feminilidade.**

---

[1] **Há radiestesistas que incluem as elipses na contagem das séries, interpretando-as como movimento resultante de efeitos radiestésicos e de impulsos do operador.**

são movimentos de passagem, o padrão considerados já como parte das figuras descritas numa série. Só se contam as circunferências. Fig. 7

Todos esses movimentos podem ser presenciados sobre qualquer corpo, metal, planta, ser vivo, etc.

Interpretação Genérica dos Movimentos — De uma maneira geral interpretam-se os movimentos assim:

• Oscilações que partem do operador e vão ter ao objeto denotam **sintonia, comunhão, harmonia vibratória** entre si. São **oscilações longitudinais**.

• Oscilações laterais, **transversais**, cortando a linha imaginária que vai do operador ao objeto, indicam **oposição, discordância, desarmonia** nas vibrações entre ambos.

• Rotações diretas revelam **afirmação, sintonia**.

• Rotações inversas, **negação**.

• Oscilações denotam **masculinidade**.

• Rotações, **feminilidade**.

[1] Há radiestesistas que incluem as elipses na contagem das séries, interpretando-se o movimento resultante como efeitos radiestésicos e de impulsos do operador.

CAPÍTULO III

POLARIDADE E CÉLULAS HUMANAS

Uma pilha de lanterna apresenta dois pólos elétricos, um positivo, outro negativo, como todo mundo sabe. Unindo-se os pólos por um fio metálico, passa uma corrente elétrica no sentido convencional do pólo positivo (+) para o pólo negativo (—). O mesmo acontece com os pólos de um acumulador de automóvel. Os ímãs também têm pólos, norte (+) e sul (—). É do conhecimento vulgar a lei de Du Fay: ***"Pólos contrários se atraem; pólos iguais se repelem."***

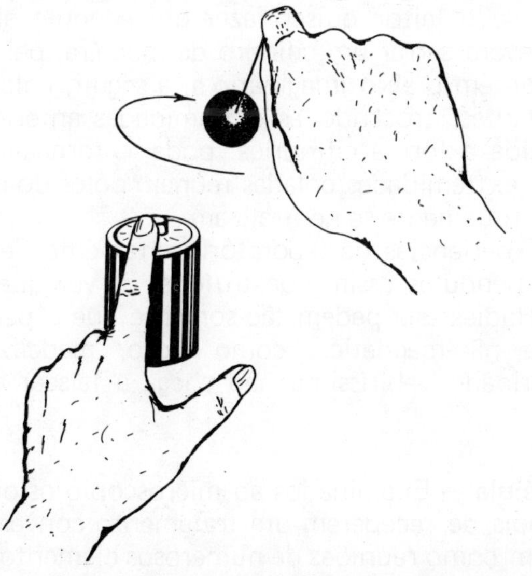

Fig. 9 — Polaridade de uma pilha descarregada detectada pela sensibilidade do conjunto pêndulo—radiestesista.

Entretanto, a polaridade não é exclusiva da Eletricidade e do Magnetismo. Em geral, todo objeto, todo ser animado e inanimado apresenta também manifestação de pólos, de efeitos debilíssimos.

A Radiestesia possibilita também detectar pólos elétricos. Se o leitor pegar uma pilha de lanterna descarregada, tal que um amperímetro comprove que não há mais passagem de corrente, poderá identificar os pólos por meio do pêndulo neutro, Fig. 9. Segurando o cordel do pêndulo entre o polegar e o indicador da mão direita, bastará tocar sucessivamente os dois bornes com o indicador da mão esquerda. O pêndulo gira com o toque em um dos bornes, enquanto oscila ao contacto com o oposto. Os mesmos efeitos se realizam ao testar com o pêndulo a polaridade de um ímã.

Um sarrafo de madeira que, como se sabe, não é material condutor nem magnético, apresenta em suas extremidades manifestações polares opostas. Aplicando o pêndulo sobre uma e outra ponta, ele dará rotações diretas ou positivas numa, e rotações inversas ou negativas no extremo contrário.

Daí, se o leitor quiser fazer um pêndulo absolutamente neutro, deverá serrar um cilindro de madeira, pelo plano vertical que contém o eixo imaginário e, a seguir, colar as meias-canas resultantes, trocando as extremidades anteriores da peça; restabelecida a forma cilíndrica, pode-se torneá-la em bola ou esfera. As extremidades coladas reúnem pólos do mesmo nome, os quais mutuamente se neutralizam.

Só experiências de laboratório altamente delicadas é que exigiriam pêndulos assim construídos, de vez que os trabalhos usuais de Radiestesia pedem tão-somente que o pêndulo seja de substância não-magnética, como vidro, madeira, osso, etc., cuja polaridade debilíssima não chega a falsear a auscultação comum.

A Célula — Examinados ao microscópio os órgãos dos animais, depois de receberem um tratamento conveniente, eles se apresentam como reuniões de numerosos elementos de tamanho geralmente muito reduzido, denominados células. Os vegetais também se formam de células. Da observação da cortiça foi que

Hooke descobriu no século dezessete a constituição celular dos seres vivos.

As células diferem muito entre si, em particular pelo tamanho, forma e conteúdo. Diferem, também, pelas suas propriedades e pelas suas funções; umas são móveis (espermatozóides, glóbulos brancos), outras fixas.

Há dois elementos constantes em toda célula: uma esfera de aparência clara que se chama **núcleo**, e o restante da célula que forma o **citoplasma** e suas **inclusões**.

A Fig. 10 mostra alguns tipos de células humanas.

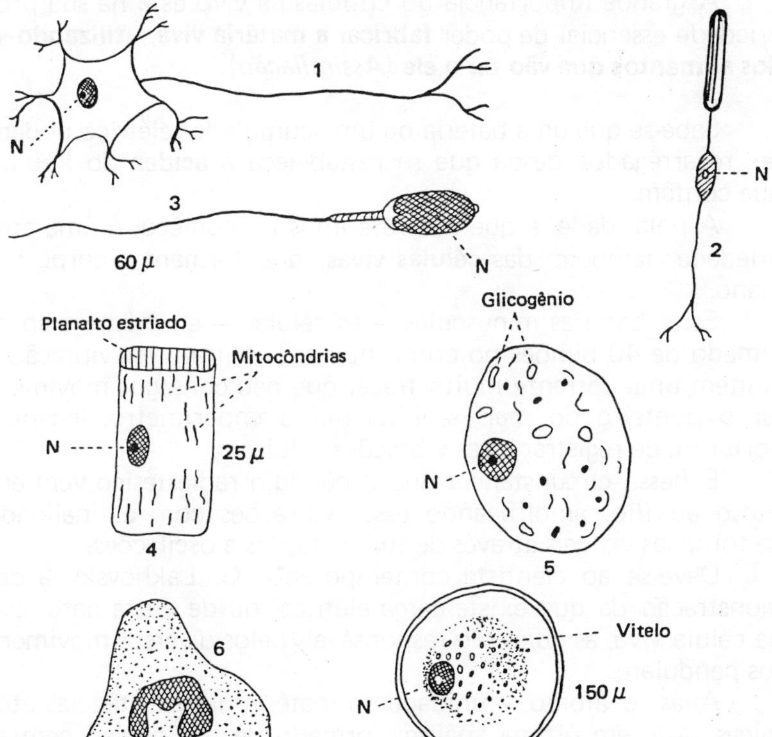

Fig. 10 — 1. célula nervosa, neurônio; 2. célula de bastonete da retina do olho; 3: espermatozóide; 4. célula intestinal; 5. célula hepática; 6. glóbulo branco do sangue; 7. óvulo. N: núcleo; µ: letra grega "mü", vale 1 milésimo do milímetro.

O citoplasma não é homogêneo. Externamente é mais condensado e mais rico em certas matérias gordurosas (lipóides) do que no centro. Esta região periférica é muito importante, de vez que é em seu nível que se realizam as trocas entre a célula e o meio exterior. A massa do citoplasma contém, por outro lado, granulações ou inclusões de diversas espécies. O citoplasma propriamente dito é uma espécie de geléia transparente, incolor, viscosa, elástica, contrátil e facilmente alterável pelos reativos. Forma-se de substâncias complexas, como proteínas, gorduras, etc., misturadas à água e sais minerais.

A grande importância do citoplasma vivo está na sua propriedade essencial de poder **fabricar a matéria viva**, **utilizando-se dos alimentos que vão ter a ele** (*Assimilação*).

Sabe-se que uma bateria ou um acumulador elétrico podem ser recarregados desde que se restabeleça a **acidez** do líquido que contêm.

A polaridade, a que nos referimos no começo, é uma propriedade, também, das **células vivas**, que formam o corpo humano.

Essas baterias minúsculas — as células — em número aproximado de 40 bilhões no corpo humano, entram em vibração e emitem uma corrente muito fraca, que não consegue movimentar o ponteiro do mais sensível micro-amperímetro, incapaz, portanto, de registrar essas vibrações celulares.

É nessa circunstância que o pêndulo radiestésico vem em nosso auxílio, amplificando essas vibrações com a finalidade de torná-las visíveis através de suas rotações e oscilações.

Deve-se ao cientista contemporâneo G. Lakhovsky a demonstração de que existe carga elétrica, ou de outra natureza, na célula viva, as quais são responsáveis pelos diversos movimentos pendulares.

Aliás, o átomo — unidade da matéria nas substâncias atômicas — é, em última análise, formado de um núcleo central com carga elétrica positiva, a cuja volta gravitam partículas de carga negativa, conhecidas como elétrons.

Em Acústica (estudo do som) são bastante interessantes os fenômenos de ***ressonância.*** Se o leitor emitir uma nota qualquer, digamos "lá", em um piano, as ondas sonoras excitarão um diapasão (lâminas metálicas em forma de "U"), construído para emitir a vibração "lá", que estava a alguns metros do piano, e, previamente, "mudo".

Comunicando-se a um sistema capaz de oscilar, impulsos cujo período é igual ao período próprio de oscilação do sistema, este último adquirirá, no fim de um certo tempo, um movimento oscilatório de grande amplitude. (Período é o tempo gasto por um móvel para completar um ciclo.)

O pêndulo radiestésico funciona por ressonância, mas não de ordem acústica. Num aparelho de rádio, o condensador variável (conjunto de placas móveis que penetram nos espaços das placas fixas) seleciona as estações por ressonância elétrica.

Assim, colocado o ***pêndulo*** em contacto com a **célula viva**, ele começa a vibrar em ressonância com a vibração celular, amplificando-a sensivelmente.

Uma célula sadia vibra normalmente e faz com que o pêndulo, sintonizado em sua vibração, dê **rotações diretas**, no sentido horário. Essas rotações podem ser graficamente representadas por uma onda senoidal[1] (~), semelhante ao perfil da onda d'água (p. 10), cujo **comprimento de onda** será igual ao comprimento de onda emitida pela **célula sadia**.

Entretanto, pode acontecer que o ritmo da vibração celular esteja em descompasso, por um motivo qualquer, por exemplo, moléstia, com a sua vibração normal. Nesse caso o pêndulo faz **rotações inversas**, no sentido anti-horário, denotando que já **não** existe **ressonância** com a vibração celular.

E qual o processo para restabelecer a normalidade do ritmo vibratório de uma célula viva?

Da mesma forma que um acumulador se recarrega pela correção da acidez do seu eletrólito ou fase líquida, uma célula se restabelece corrigindo o líquido que constitui a sua parte essencial.

Procura-se o **comprimento de onda** (representado por uma **cor**), que repõe em equilíbrio vibratório a célula em questão.

---

1 Senoidal: referente a "seno", função trigonométrica, termo matemático.

Ou, então, por meio de um medicamento sintonizado, corrige-se o líquido celular.

Lakhovsky ainda demonstra que o líquido das células contém todos os elementos químicos previstos na atual Classificação Periódica dos Elementos, adotada pela Química.

Quando o indivíduo está em estado normal de saúde, esses elementos se acham corretamente proporcionados no líquido celular.

Uma doença pode ter por causa uma deficiência ou excesso na porcentagem dos elementos do líquido.

A eficácia de um medicamento depende de o mesmo conter um ou mais elementos em falta na célula.

A Fig. 11 apresenta um esquema celular detalhado, cuja legenda se segue:

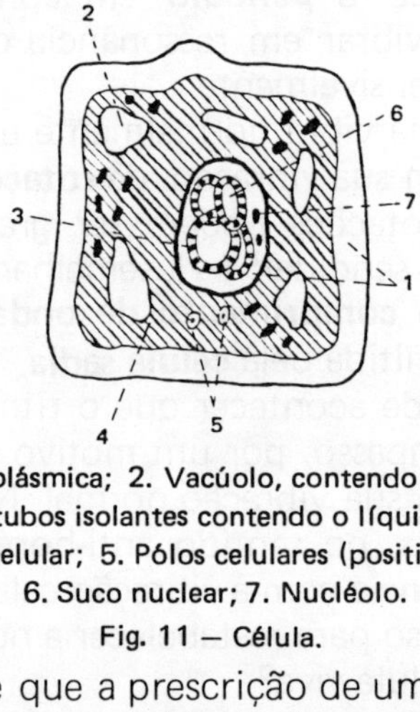

1. Membrana protoplásmica; 2. Vacúolo, contendo o líquido celular; 3. Cromossomos (tubos isolantes contendo o líquido a carregar); 4. Protoplasma celular; 5. Pólos celulares (positivo e negativo); 6. Suco nuclear; 7. Nucléolo.

Fig. 11 — Célula.

Compreende-se que a prescrição de um medicamento deverá atender a diferenças individuais de tal maneira que o farmacógeno receitado esteja em perfeita harmonia com a composição química celular de cada paciente.

Não se deve administrar uma mesma especialidade farmacêutica a doentes que supostamente padecem de males idênticos, de vez que a composição elementar das células pode ser diferente. Enquanto um fármaco será bom para um, suprindo o elemento que lhe falta ao líquido celular, poderá ser prejudicial a outro, em cuja célula há superabundância do elemento que se supôs faltar-lhe. No primeiro caso haverá cura, no segundo, exacerbação da doença.

A Radiestesia fornece à Medicina um recurso inestimável, possibilitando que se estabeleça um diagnóstico correto em cada caso individual. Ao amplificar a vibração celular, o pêndulo indica não só um desequilíbrio vibratório, mas também a onda (cor) que pode restabelecer o equilíbrio normal.

Demais, por meio do pêndulo radiestésico, o médico tem condições de fazer uma opção precisa do medicamento (= fármaco = farmacógeno) que deixará em ordem a acidez da pilha elétrica da célula. Ele ficará, assim, a salvo das tentativas infrutíferas, podendo fazer, cientificamente, a escolha exata com a certeza de êxito completo.

Em resumo, tenha-se presente que:

- Através do pêndulo (ou da forquilha), o operador se coloca em harmonia com as vibrações celulares do paciente.
- Constatado um desequilíbrio, ele pesquisa a vibração que restabelece o equilíbrio normal.
- De acordo com a lei de harmonia, ele encontra o elemento químico (ou uma combinação de elementos) que, sintonizado com a individualidade do paciente, restabelece a acidez particular de sua pilha celular.

CAPÍTULO IV

AS CORES

Os primeiros princípios da Radiestesia foram estabelecidos quando se aplicava o pêndulo sobre objetos coloridos. Daí a importância das cores no estudo que estamos desenvolvendo.

Fazendo incidir na face de um prisma transparente um feixe de raios solares, Fig. 12, dá-se o fenômeno da dispersão da luz: os raios formam, sobre uma tela, uma sucessão de faixas luminosas coloridas, constituindo o chamado espectro solar.

A experiência mostra que a luz branca do Sol se decompõe nas sete cores do arco-íris, memorizadas pelas letras das "palavras": ***vaav-aav.***

Essas cores são, a começar pela que sofre desvio mais pronunciado:

violeta, anil, azul, verde—amarelo, alaranjado, vermelho.

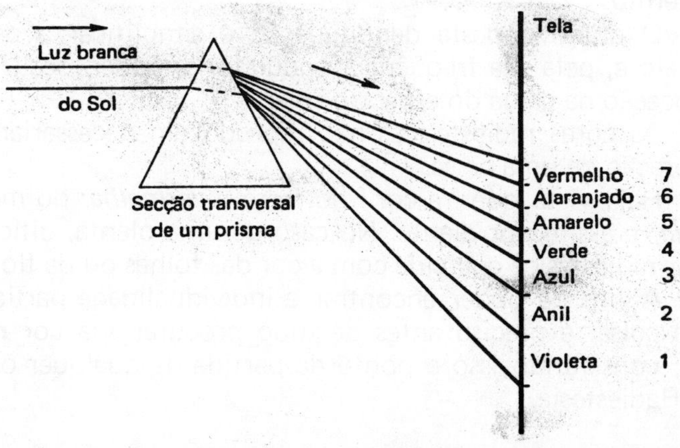

Fig. 12 — Fenômeno da dispersão da luz solar: as sete cores do arco-íris, visíveis ao olho humano.

Em contrapartida, se recolhermos o espectro visível, proveniente de um feixe de raios solares, dispersos por um prisma, sobre uma lente convergente acromática, essas radiações coloridas se superpõem e produzem, numa tela branca, uma luz branca análoga à luz do Sol que entrou no prisma.

A cor branca é a reunião das 7 cores do espectro visível solar, enquanto a cor preta representa a ausência das cores do arco-íris.

Diz-se corpo preto àquele que absorve completamente as radiações, isto é, aquele que não reflete, nem difunde, nem deixa passar nenhuma radiação. Por essa razão é que o pêndulo ideal deve ser absolutamente preto, além de apolar.

A Radiestesia contemporânea opera com todas as cores do espectro solar, além de alguns raios invisíveis tais como o ultravioleta, o infravermelho, etc.

Todos os seres emitem vibrações que se denominam "raios de cores".

No ser humano, essas vibrações são numerosas e diferentes, porém existe sempre um raio, denominado PRINCIPAL, resultante da combinação determinada que individualiza o ser e representa sua "cor individual".

Embora esses raios desconhecidos sejam designados com a palavra "cor", na verdade eles não são cores no sentido comum do termo.

O objetivo desta denominação é simplificar a definição de raio e, pela sua freqüência ondulatória, poder localizar a sua colocação na gama do espectro solar.

As cores radiestésicas não reproduzem necessariamente a coloração de uma coisa.

Haja vista que "a cor" do ferro é ***vermelha;*** do mercúrio, ***verde,*** e assim por diante. No caso de uma planta, dificilmente a cor radiestésica coincide com a cor das folhas ou da flor.

A fim de poder encontrar a individualidade particular de uma coisa, é preciso antes de tudo procurar sua cor **radiestésica**, consistindo isso o ponto de partida de qualquer operação em Radiestesia.

Classificação Polar das Cores — Em Radiestesia, as cores visíveis do espectro solar se classificam em cores positivas e cores negativas:

Cores
- (+) Positivas
  - Vermelho
  - Alaranjado
  - Amarelo
- (—) Negativas
  - Azul
  - Anil
  - Violeta
- (±) Positiva & Negativa
  - Verde (mistura de Amarelo + Azul)

O verde é positivo e negativo ao mesmo tempo, de vez que ele reúne as características de seus dois vizinhos, amarelo e azul.

Radiação misteriosa — Entre o branco e o preto, há uma radiação mais forte que todas as outras cores: "cinza" ou "verde negativo" (oposto ao verde do espectro), como chamam outros.

No verde comum, a rotação do pêndulo é direta. No "cinza" (por estar entre o branco e o preto), também denominado "verde negativo" (por oposição), o pêndulo gira no sentido negativo ou anti-horário.

CAPÍTULO V

GRADUAÇÃO DO PÊNDULO

A experiência mostra que um pêndulo radiestésico deve preencher certas condições necessárias para funcionar satisfatoriamente:

- **Simetria** de forma, sendo a esférica a melhor.
- **Neutralidade** da matéria de que é fabricado, devendo ser **antimagnético**.

No pêndulo simples, mecânico, p. 14, vimos pela "lei dos comprimentos" que o tempo ou duração dos vaivéns depende do comprimento do fio do pêndulo.

Analogamente, em Radiestesia, o comprimento do fio do pêndulo é condição da mais alta importância para se poder operar corretamente esse simplíssimo instrumento, de vez que cada cor exige um comprimento diferente.

Daí a necessidade de regular o comprimento do fio em seqüência com a ordem das cores do espectro solar, do branco e do preto, Fig. 13.

— Como fazer essa regulagem?

— Muito simples.

Arranje três pedaços de pano, de plástico ou de papel celofane com as cores **vermelho** (corresponde ao comprimento mais curto do espectro), **verde** (comprimento médio) e **violeta** (comprimento mais longo do espectro).

Segurando o fio do pêndulo entre o polegar e indicador, colocamos o instrumento sobre o pedaço **vermelho** e, encurtando o fio entre os dedos (o excesso de fio deverá ser retido na palma da mão), pouco a pouco, obteremos um comprimento tal (veja a figura) que o pêndulo fará uma rotação **direta** ou horária: esse comprimento corresponde ao **vermelho**. Faz-se um nó no fio para não perder a posição, ponto 7 da Fig. 13.

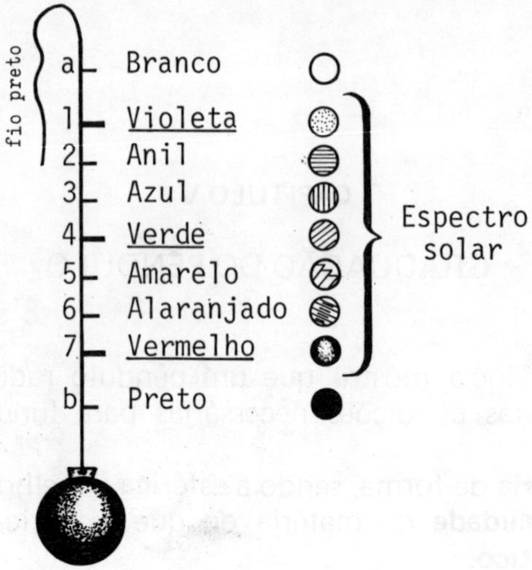

Fig. 13 — Pêndulo neutro de madeira, pintado de preto, graduado por comprimentos do fio, correspondentes às cores do espectro, acrescido das "cores" Branco e Preto.

Analogamente se procede com a cor **verde** e **violeta**, dando-se **nós** nos pontos 4 e 1 da figura mencionada. O pêndulo deverá sempre girar no sentido direto, positivo ou horário. Movimentos anti-horários, oscilações ou paradas significam que não se atingiu a sintonia com a cor desejada.

Os pontos 1, 4 e 7 da Fig. 13, materializados por nozinhos, dividiram o espectro em 2 segmentos iguais. Percorrendo cada segmento de centímetro em centímetro, aproximadamente, eles ficarão repartidos em 3 segmentozinhos iguais, determinando os pontos 2, 3, 5 e 6, correspondentes às cores ***anil, azul, amarelo e alaranjado.***

A rigor, deveremos ter uma série de tiras ou pedaços com todas as cores do espectro, acrescidas do branco e do preto, e testar os comprimentos do fio do pêndulo constatando o correspondente giro horário sobre cada cor.

Os pontos "a" e "b", Fig. 13, mostram as posições extremas do branco e do preto.

O principiante não deve esmorecer se inicialmente não conseguir os movimentos esperados pela teoria. Tudo é questão de treinamento e, exercitando-se poucos minutos diários, chegará em curto tempo a resultados muito surpreendentes!

Quando o leitor estiver familiarizado com as reações do pêndulo às diferentes cores, poderá empreender a detecção das cores de diversos objetos, ou, em outras palavras, das **radiações** desses objetos em harmonia com esta ou aquela cor.

Assim, por exemplo, poder-se-á testar a presença de um metal determinado em um objeto, desde que se conheça a tabela de correspondências entre metais e cores, citada a seguir:

1. Chumbo	→	Violeta
2. Estanho	→	Anil
3. Prata	→	Azul
4. Mercúrio	→	Verde
5. Cobre	→	Amarelo
6. Ouro	→	Alaranjado
7. Ferro	→	Vermelho

Suponhamos que o leitor tenha diante de si qualquer coisa que se acredite ser de ouro. Este metal corresponde ao alaranjado, cujo ponto, na Fig. 13, é o número 6. Pegando o fio do pêndulo entre o polegar e o indicador na posição do 6, coloque o pêndulo acima do objeto. Se houver rotação direta, o objeto é de ouro ou conterá ouro em sua composição. Entretanto, se o pêndulo não girar, ou fizer rotações inversas ou oscilações, significa que o objeto em teste não contém o referido metal. Esse caso correspondeu à hipótese de o leitor ter suposto previamente que o objeto era de ouro.

— Que fazer para testar um objeto metálico sem suposições prévias?

— Fácil!

Coloque o pêndulo sobre o objeto e faça variar o ***comprimento*** do fio de suspensão gradativamente até que o pêndulo passe a girar no sentido **direto**. Confronte o ponto de suspensão com um dos algarismos de 1 a 7, Fig. 13, identifique a **cor** e descubra o **metal** pela tabela.

O principiante não deve esmorecer se inicialmente não conseguir os movimentos esperados pelo pêndulo. Tudo é questão de treinamento: exercitando-se poucos minutos diários, chegará em curto tempo a resultados muito surpreendentes!

Quando o leitor estiver familiarizado com as reações do pêndulo às diferentes cores, poderá empreender a detecção das cores de diversos objetos, ou, em outras palavras, das relações desses objetos em harmonia com esta ou aquela cor.

Assim, por exemplo, pode-se-á testar a presença de um metal determinado em um objeto, desde que se conheça a tabela de correspondências entre metais e cores, como a seguir:

1. Chumbo	→	Violeta
2. Estanho	→	Anil
3. Prata	→	Azul
4. Mercúrio	→	Verde
5. Cobre	→	Amarelo
6. Ouro	→	Alaranjado
7. Ferro	→	Vermelho

Suponhamos que o leitor tenha diante de si qualquer coisa que se acredite ser de ouro. Este metal corresponde ao alaranjado, cujo ponto, na Fig. 13, é o número 6. Pegando o fio do pêndulo entre o polegar e o indicador na posição do 6, coloque o pêndulo acima do objeto. Se houver rotação direta, o objeto é de ouro ou conterá ouro em sua composição. Entretanto, se o pêndulo não girar, ou fizer rotações inversas ou oscilações, significa que o objeto em teste não contém o referido metal. Esse caso corresponderá à hipótese de o leitor ter suposto previamente que o objeto era de ouro.

Que fazer para testar um objeto metálico sem suposições prévias?

— Fácil!

Coloque o pêndulo sobre o objeto e faça variar o comprimento do fio de suspensão gradativamente até que o pêndulo passe a girar no sentido direto. Confronte o ponto de suspensão com um dos algarismos de 1 a 7, Fig. 13, identifique a cor e descubra o metal pela tabela.

CAPÍTULO VI

AUTO-SUGESTÃO E REMANÊNCIA

Ao segurar o fio de suspensão do pêndulo, é necessário que o radiestesista o faça com a maior firmeza possível, evitando transmitir ao instrumento tremulações da mão, as quais afetariam os movimentos pendulares, falseando a sua interpretação.

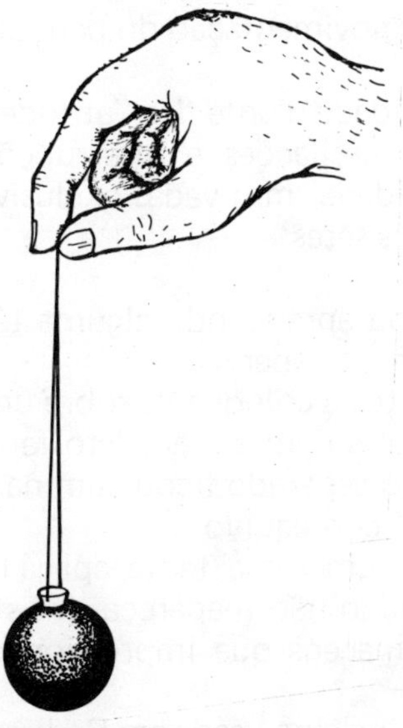

Fig. 14 — Maneira de segurar o pêndulo neutro, ficando o excedente do fio de suspensão preso entre os dedos dobrados.

Por isso, não se deve se entregar às práticas radiestésicas quando se sentir adoentado, nervoso ou muito cansado.

É de toda conveniência que o operador se livre de anéis, relógio de pulso, jóias, etc., retirando metais ou objetos de cima da mesa ao trabalhar dentro de casa, sentando-se de maneira natural, com as plantas dos pés apoiadas ao solo, evitando cruzar braços e pernas e sobretudo não deixando que a **mão esquerda**, que desempenha o papel de **antena**, toque alguma parte do corpo com os seus dedos.

Maneja-se o pêndulo neutro ao abrigo de aragens; enfim, deve-se operá-lo em condições tais que fique a salvo de influências nocivas do meio ambiente e de acessórios supérfluos usados pelo operador principiante. Reflexos de espelho e do

Sol forte adulteram os resultados. Dentro de casa, convém que o radiestesista oriente o seu corpo, ficando de frente para o Norte.

Auto-sugestão — Este é o fator que mais interfere no êxito das experiências radiestésicas, de vez que o operador principiante, e não raro o exercitado, tendem a impor um resultado prévio às rotações do pêndulo.

Assim, ao testar determinado objeto, o operador fica "torcendo" para que o pêndulo gire para a direita, ou que ele oscile, impondo a sua vontade ao sentido dos movimentos. Isto é errado e contraproducente.

O principiante, para obviar a esse sério inconveniente, tenta vendar os olhos para não viciar a movimentação do pêndulo. Não se deve adotar tal medida.

É necessário manter uma passividade diante das "atitudes" pendulares, deixando que rotações, oscilações e interrupções do movimento se dêem com naturalidade, motivadas exclusivamente pelas vibrações radiestésicas dos seres.

— Como adquirir esse domínio?

— Treinando com o pêndulo, ou aprendendo alguma técnica psicológica de controle da atenção, a saber:

1ª) Escolha três ou quatro objetos e coloque-os sobre uma folha de papel branco. Separe um deles com a mão. Isto feito, feche os olhos e descubra se o objeto separado ficou eliminado da mente. Treine com persistência até consegui-lo.

2ª) "Escreva" na mente cinco números e tente apagá-los um por um, de modo que o eliminado não reapareça. Insista. Você conseguirá eliminar idéias e imagens que impressionam.

Remanência — Trata-se de uma palavra usada em Radiestesia, originária do verbo inglês "to remain", que significa "ficar".

Os radiestesistas conhecem o efeito desse fenômeno, mas o principiante poderia ficar decepcionado percebendo que algo estranho estaria falseando o seu diagnóstico, sem compreender a causa.

Imagine o leitor um metal ou objeto qualquer, colocado em sua mesa de trabalho, e que, a seguir, tenha-lhe definido a onda de cor, sobrepondo-lhe o pêndulo. O objeto ou metal é retirado do local em que se encontrava. Aplicado o pêndulo nessa localização, este se movimenta da mesma maneira anterior, como se o objeto ainda estivesse presente.

A força e a duração da remanência dependem do tempo durante o qual o objeto ocupou a mesma situação e da intensidade de sua radiação.

Para concluir, se o pêndulo gira sob o efeito das radiações provenientes do objeto ou de sua remanência, procede-se da seguinte maneira:

Coloque um papel grosso no local donde emana a radiação. Se a rotação é causada por uma remanência, o pêndulo pára.

Se continuar a girar, a fonte de radiação é real.

Consegue-se o mesmo efeito colocando-se no solo um bastonete de enxofre.

— Como "desinfetar" o pêndulo de uma remanência?

— É suficiente encostar o pêndulo no chão, quando se opera ao ar livre.

Para "desinfetar" a si mesmo, o que se torna necessário, quando se auscultam diversas pessoas, é bastante:

- Soprar vigorosamente as mãos.
- Esfregá-las uma contra outra.
- Fazer gesto de atirar qualquer coisa ao chão.
- Lavar as mãos depois de cada auscultação.

CAPÍTULO VII

ORIENTAÇÃO, LINHAS E CAMPO DE FORÇAS

Apresentaremos a seguir alguns conceitos físicos, úteis na aplicação das técnicas radiestésicas.

Orientação geográfica — Para conhecer os sentidos dos pontos cardeais (Norte, Sul, Este, Oeste), fica-se de pé, estiram-se os braços no alinhamento dos ombros e aponta-se o braço direito estendido para o sentido onde o Sol nasce, o que se descobre nas primeiras horas da manhã; este ponto representa Este (ou Leste, como também se fala). ***Não se mova desta posição.*** O braço esquerdo esticado, no mesmo prolongamento do direito, aponta para Oeste. A frente está dirigida para o Norte, e as costas ficam voltadas para o Sul.

Se desenharmos uma circunferência, cortada em cruz por duas retas que passam pelo centro e formam esquadro, poderemos situar nela os pontos cardeais: Norte e Sul ficam nos extremos de uma reta (melhor diríamos: segmento); Este e Oeste nos extremos da outra. Grave na memória que **Este** está sempre à direita do Norte!

Dividindo a circunferência a partir do ponto Norte, que será o ponto zero, em 360 partes iguais e numerando essas partes no sentido de rotação dos ponteiros do relógio, de modo que o 360 coincida com o zero, diremos que a circunferência tem 360 graus, e cada partezinha ou pequeno espaço chama-se 1 grau. Simboliza-se grau por um pequeno zero colocado no alto, à direita do número.

Temos, portanto, as correspondências:

NORTE	→	0°	(zero grau)
ESTE	→	90°	(noventa graus)
SUL	→	180°	(cento e oitenta graus)
OESTE	→	270°	(duzentos e setenta graus)

Os pontos que não "batem" com os recém-citados, são colaterais:

a) Entre Norte e Este diz-se Nordeste e simboliza-se por NE;

b) Entre Sul e Este, Sudeste, SE;

c) Entre Sul e Oeste, Sudoeste, SO;

d) Entre Norte e Oeste, Noroeste, NO.

Assim, 38° é Nordeste; 102°, Sudeste; 243°, Sudoeste; 300°, Noroeste.

Na circunferência graduada e orientada pelo processo dos braços, como descrevemos no começo, podemos marcar ângulos a partir do centro (ângulo central): um lado é fixo (centro ligado ao ponto zero grau ou Norte); o outro lado do ângulo é móvel e gira como o ponteiro maior do relógio, podendo parar em qualquer divisão da circunferência. Ângulos assim recebem o nome de ***azimutes.*** Norte tem azimute zero; Este tem azimute 90°; Sul tem azimute 180° e Oeste, azimute 270°.

Bússola — É uma caixa circular, cilíndrica, em cujo centro sobressai um pino pontiagudo vertical. Sobre este gira uma agulha ou ponteiro de aço, magnetizado. Metade da agulha apresenta um revenido, uma tonalidade azulada. Quando se destrava o dispositivo que prende a agulha, ela gira livremente por efeito do seu magnetismo e começa a oscilar em torno de uma linha de equilíbrio até permanecer livremente imóvel sobre essa linha, que vem a ser a direção Norte-Sul. Quando se tem dúvida sobre qual ponta da agulha é a Norte, usa-se o processo de orientação pelos braços e compara-se com a posição da agulha. No fundo da caixa da bússola estão marcadas as divisões em graus, às vezes, em meios-graus também, e as linhas cruzadas correspondentes aos pontos cardeais.

— Como achar o azimute da linha que une a cidade A com a cidade B, sobre o mapa ou carta geográfica do Estado?

— Assim:

a) traça-se uma linha a lápis entre A e B, ou estica-se um fio de linha entre duas tachas ou percevejos cravados em A e B (pode-se usar uma régua, evitando marcar a planta);

b) faz-se que a linha Sul-Norte gravada no mostrador coincida, em qualquer local, com a linha riscada ou esticada entre A e B (180° do lado de A; 0° voltado para B. O sentido está sendo de A para B);

c) solta-se a agulha e espera-se até parar. Lê-se o número indicado pela ponta Norte, tendo-se, assim, o azimute da linha ou rota AB. A menor divisão do grau que se pode ler por estimativa, a olho, é a quarta parte de grau ou 15 minutos (não confundir com minutos de relógio) para bússola de diâmetro superior a 12 cm.

Objetos de ferro, aço, níquel, cobalto devem ficar afastados da bússola para evitar que atraiam o ponteiro por efeito de influência magnética. A caixa do aparelho é feita de cobre, latão ou alumínio pelo mesmo motivo. A agulha ou ponteiro é de aço; é um ímã.

Linhas de Força e Espectro Magnético — Pegue um ímã em ferradura e sobre os seus pólos Norte e Sul (positivo e negativo), mantidos na horizontal, coloque um cartão delgado, Fig. 15. A seguir, pulverize-o com finíssimas limalhas de ferro (Bombril em pó). Estas, influídas pela ação magnética dos pólos do ímã, se distribuirão formando curvas regulares que vão de um pólo para outro. A formação da imagem desta experiência chama-se ***Espectro*** ou ***Fantasma Magnético.*** Assim, os físicos tiveram a idéia de representar uma ***região do espaço,*** submetida a ***influência de forças*** (como o ar ou vácuo que envolve a região dos pólos do ímã, até onde se dá a atração ou repulsão), por ***linhas de força,*** que "saem" de um pólo (+) e "entram" no outro (—), chamando-se a essa região de ***Campo de Força.***

Um campo de força ***uniforme*** é representado por um feixe de ***Linhas Paralelas Eqüidistantes.*** Aí, qualquer posição em que se colocar um corpo de prova, ele ficará sempre sob a ação de forças de ***mesma*** intensidade. Linhas de força que se apertam, indicam reforço na intensidade do campo.

Um campo de força é tanto mais "forte" que outro, quanto mais linhas de força contiver por centímetro quadrado de secção transversal do campo.

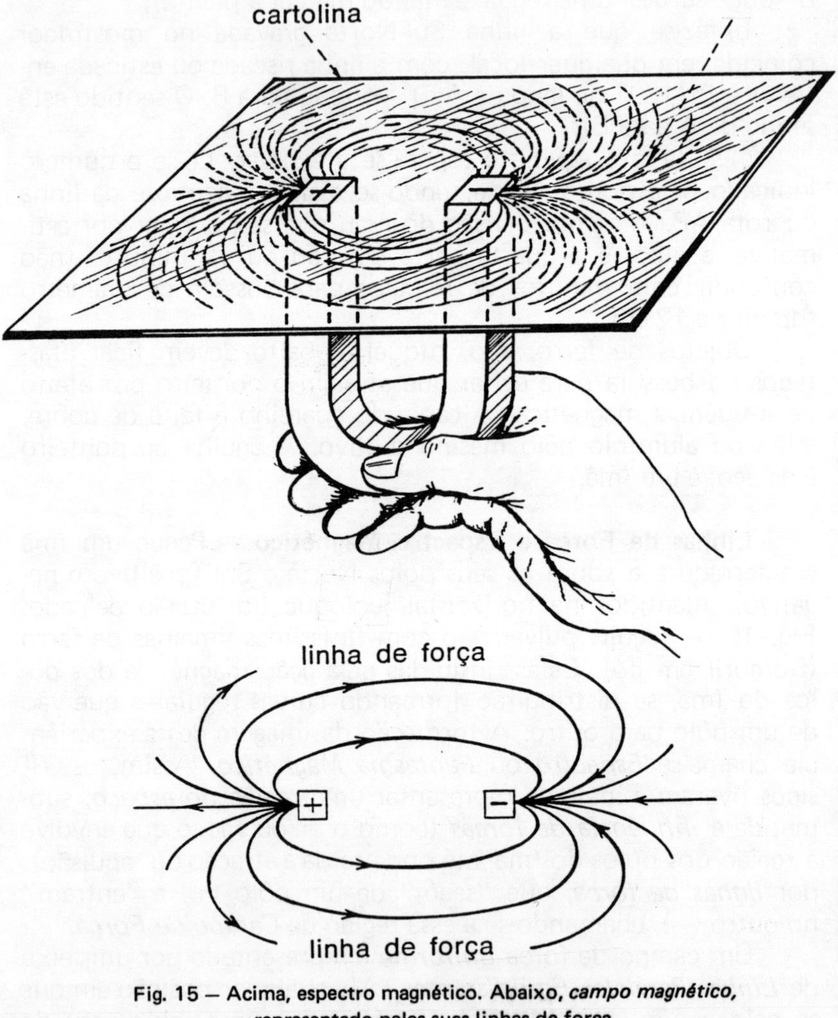

Fig. 15 – Acima, espectro magnético. Abaixo, *campo magnético*, representado pelas suas linhas de força.

CAPÍTULO VIII

RAIOS RADIESTÉSICOS

O homem vive envolto num sem-número de vibrações de várias naturezas e tem, evidentemente, suas limitações.

Quando se prende um peso na extremidade de uma mola helicoidal, Fig. 16, puxando-o para baixo e soltando-o em seguida, de modo que a mola não se afaste da posição vertical, o peso descreve uma sucessão de vaivéns e realiza um tipo de movimento conhecido na Mecânica como Movimento Harmônico Simples.

Esses movimentos se chamam **periódicos** porque obviamente eles se repetem de tempos em tempos iguais. O período T se define como o tempo gasto para completar uma oscilação, isto é, o tempo que o peso leva para ir de A até B e voltar outra vez para a posição A. O ponto de partida é de somenos importância. O mesmo tempo T se leva para partir de C, ir até B, depois para A, e voltar a C.

A **freqüência** se define como o número de oscilações em 1 segundo e se representa pela letra η. Obviamente, a freqüência é o recíproco ou inverso do período:

$$\eta = \frac{1}{T}$$

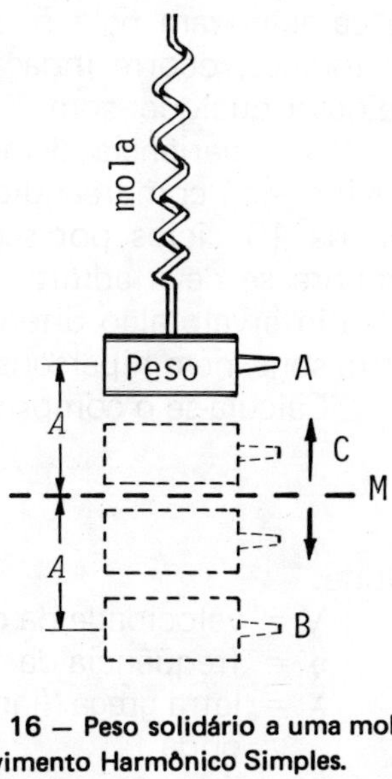

Fig. 16 — Peso solidário a uma mola. Movimento Harmônico Simples.

Se uma oscilação gasta 1 décimo ($\frac{1}{10}$) de segundo, isto quer dizer que 10 oscilações completas se realizam em 1 segundo. A freqüência se mede em ciclos por segundo, que se abrevia: c/seg ou, se se quiser, seg^{-1}. 1 quilociclo por segundo vale 1.000 ciclos por segundo; 1 megaciclo por segundo vale 1.000.000 (um milhão) de ciclos por segundo.

A **amplitude** das oscilações, A, é a distância entre a posição central e uma posição extrema. Na Fig. 16, a amplitude é a distância a contar da posição média, M, até à mais alta ou mais baixa posição. Ela não é a distância da posição inferior para a superior, que vale 2A.

O som da voz humana se transmite no ar como uma onda longitudinal, assemelhando-se ao movimento harmônico simples da mola solidária ao peso, porém em posição horizontal. É uma ondulação diferente das ondas de água, que são transversais, ou seja, não transportam um objeto, como uma rolha de cortiça, colocado sobre elas, no seu sentido, mas, sim, elevando-a e fazendo-a baixar sobre a superfície.

Como os sons se representam por vibrações ou ondas que se caracterizam pela freqüência dos seus diversos movimentos periódicos, ocorre indagar se o ouvido humano tem condições de ouvir qualquer som.

A experiência demonstra que a freqüência audível pelo ouvido está compreendida entre sons que vão desde a freqüência de 16 ciclos por segundo até 20.000 ciclos por segundo, embora se deva admitir exceções de pessoas que escutam sons num intervalo algo diferente do citado. O ouvido não distingue ultra-sons, nem hipersons.

Calcula-se o comprimento de onda pela fórmula:

$$\lambda = \frac{V}{\eta}$$

Onde:

V = velocidade da onda

η = freqüência da onda

λ = letra grega "lambda"; representa comprimento de onda

Se a velocidade do som no ar é de 340 m/seg ou 34.000 cm/seg e a freqüência vale 256 c/seg, o comprimento de onda da ondulação desse som se calcula:

$$\lambda = 34.000 \div 256$$
$$\lambda = 132{,}8 \text{ ou } 133 \text{ cm}$$

Como a onda sonora consta de movimentos das partículas de ar, havendo ora acúmulo (compressão), ora esvaziamento (rarefação) de partículas, o cálculo feito mostra que a distância entre duas compressões (duas cristas consecutivas), ou entre duas rarefações (dois cavados consecutivos, ver Fig. 1) é o comprimento de onda de 133 cm.

Com esses comentários quisemos evidenciar bem o que é **freqüência** de uma onda, além de pormos em destaque uma das limitações do sentido humano. Se fizermos vibrar uma régua no ar, à freqüência de 4 ciclos por segundo, não ouviremos som algum.

Quanto à luz, embora não tenhamos tecido comentários detalhados, fizemos sentir que há radiações invisíveis ao olho humano, como o ultravioleta, o infravermelho, cujas freqüências de suas vibrações ultrapassam a faixa de freqüências visíveis às nossas vistas.

Assim, em matéria de acuidade dos sentidos, o homem fica, por exemplo, em condição de inferioridade em relação a certos animais. O gato e outros felinos têm uma audição sensibilíssima. Aves de rapina possuem uma visão telescópica notável. Morcegos e corujas enxergam na obscuridade.

Voltando à Radiestesia e invocando o argumento da limitação das percepções humanas, ficamos sem condições procedentes para negar a existência de efeitos radiestésicos "emitidos" pelos corpos e seres vivos.

Por comodidade de expressão, diremos que ***todos os seres emitem raios, ondas ou vibrações radiestésicos.***

A rigor, se admitíssemos que todos os corpos e substâncias radiam energia, "ipso facto" haveria um empobrecimento gradativo, uma degradação no estoque energético, à maneira de uma desintegração mais ou menos lenta que se dá com o metal **rádio**.

Não se pode negar que uma grande maioria de substâncias emite raios, mas não todas. Demais, o radiestesista não tem um critério rigoroso para selecionar as emissoras daquelas que não o são.

Parece mais consentâneo com a ciência atual admitir que os efeitos radiestésicos são ocasionados por ***campos de forças,*** que excitam a sensibilidade do radiestesista, ou aparelhos delicadíssimos utilizados em sua substituição.

Apesar dos pesares, continuaremos a falar em raios, ondas e vibrações, principalmente porque o nosso estudo se fundamenta no conceito de cor. É evidente que a sensação de cor está muito ligada à propriedade física ***comprimento de onda*** da radiação e, daí, em termos de Radiestesia, aceitarmos onda por cor e vice-versa.

De maneira geral, a Radiestesia admite, com apoio na comprovação dos efeitos, a seguinte classificação de ***raios***:

1º) ***Aura*** ou ***Sobreface.***
2º) ***Linhas de força inclinadas.***
3º) ***Raio vertical*** ou ***Coluna vertical.***
4º) ***Raio solar*** ou ***Raio luminoso.***
5º) ***Raio testemunho*** ou ***de união.***
6º) ***Raio fundamental.***
7º) ***Raio antena.***
8º) ***Raio mental*** ou ***Raio capital.***

Na seqüência, daremos uma exposição sumária de cada um deles e um destaque especial ao ***Raio fundamental,*** aliás, de grande interesse na Radiestesia Terapêutica.

• ***Aura*** ou ***sobreface*** — Contorna a periferia dos seres animados e inanimados, formando um **campo de força**, cujas linhas são **divergentes**, **radiais**, no caso em que o homem ou animal estejam bem de saúde; quando padecem de moléstia, as **linhas de força** se recurvam para baixo. A espessura da aura varia entre 5 cm a 50 cm, Fig. 17.

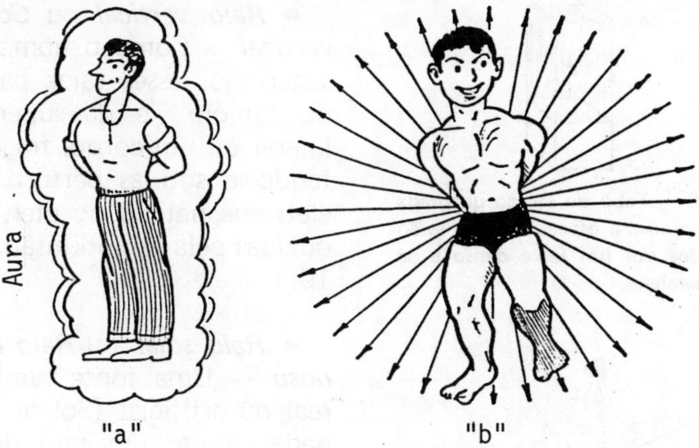

Fig. 17 — a) Aura, campo de força; b) Linhas de força da aura. Normalidade de saúde.

• *Linhas de força inclinadas* — São raios divergentes, em leque, que partem de ambos os extremos dos metais e da água; o número desses raios ou linhas de força caracteriza a natureza da substância, sendo que a **mais externa** tem maior poder. Estas linhas externas, determinando um ângulo de 45° com a aresta ou parte superior da substância, recebem o nome de ***grandes paralelas.***

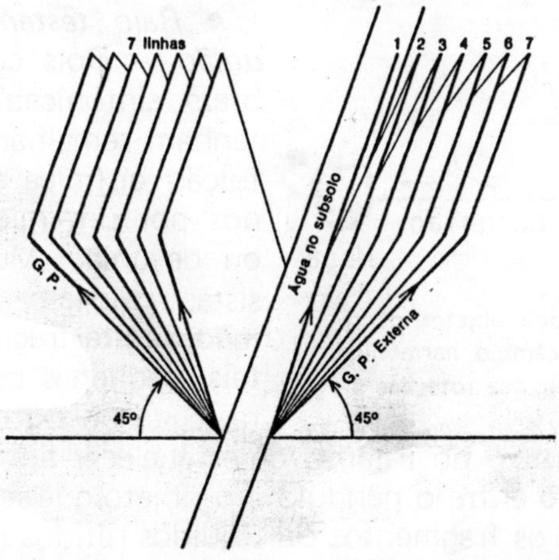

Fig. 18 — Linhas de força inclinadas, num mesmo plano, em leque, em número de 7 para a água, vendo-se as *grandes paralelas* G.P., a 45°.

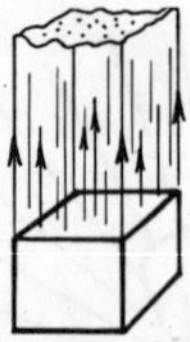

Fig. 19 — Tubo de secção quadrada cujas paredes e espaço interno estão formados por um feixe denso e de raios paralelos.

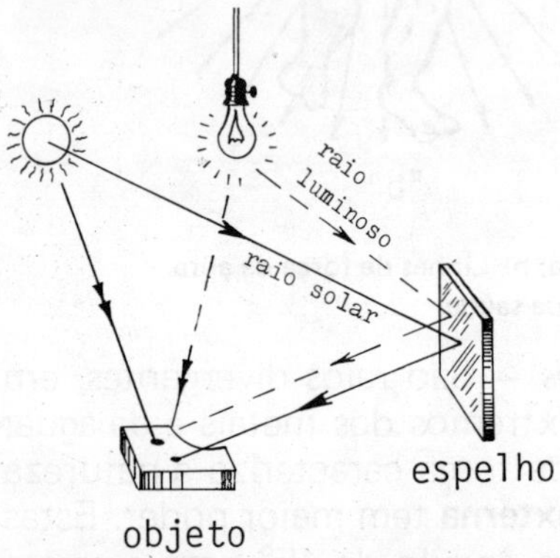

Fig. 20 — Raio que vai do foco ao objeto, diretamente ou por reflexão.

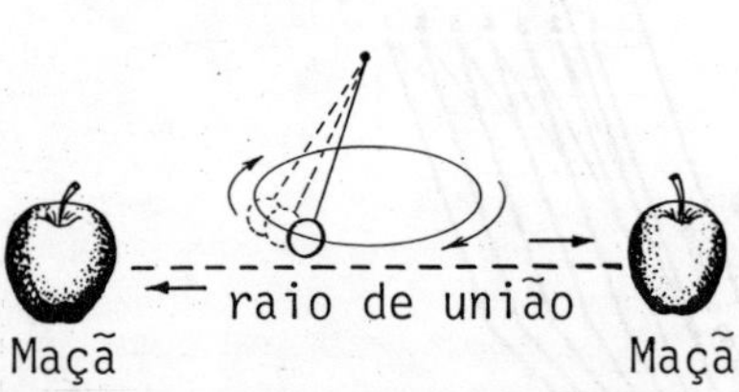

Fig. 21 — Entre dois objetos idênticos, há um intercâmbio harmônico entre si. O pêndulo faz rotações diretas.

• *Raio vertical* ou *Coluna vertical* — Como o nome está sugerindo, esses raios partem do "miolo" e da superfície lateral de um corpo, fragmentando-se sob as perturbações eletromagnéticas do éter, produzidas pela radiodifusão, Fig. 19.

• *Raio solar* ou *Raio luminoso* — Uma fonte luminosa real ou artificial (Sol ou lâmpada) emite um raio diretamente ao objeto ou faz uma emissão por reflexão depois de atingir um espelho. A intensidade do raio é proporcional à intensidade do foco. A existência do raio radiestésico está condicionada à intensidade do foco luminoso, Fig. 20.

• *Raio testemunho* ou *de união* — Dois corpos que vibram sintonicamente ou que tenham semelhança de constituição química acham-se ligados por um raio testemunho ou de união. Muitos radiestesistas colocam na **palma da mão direita** fragmentos de metais, pequenas porções de terra, água ou outro líquido em frascos diminutos, no intento de estabelecer um **raio de união** ou **testemunho** entre o pêndulo e o objeto que se procura. Testemunhos são os fragmentos ou líquidos retidos na mão direita que, ao mesmo tempo, sustentam o pêndulo.

• *Raio fundamental* — O corpo humano, os seres vivos, as coisas e objetos emitem um raio principal ou fundamental, resultante das diferentes vibrações que recebem, transformam e combinam, o qual exprime a individualidade do ser.

O raio fundamental é uma radiação que se produz para cada substância numa direção fixa, característica desta substância, e se propaga num ***plano horizontal***, Fig. 22.

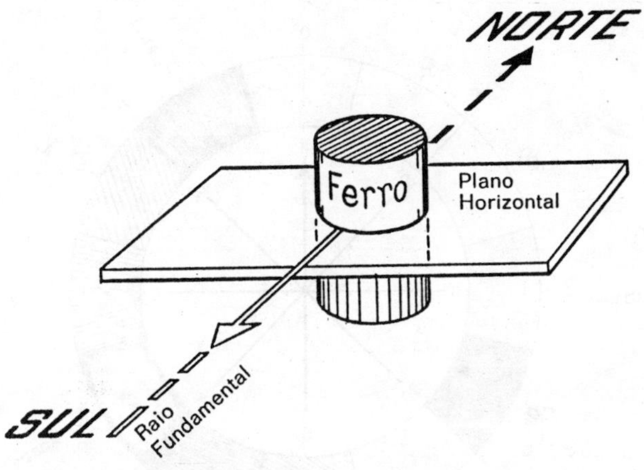

Fig. 22 — Raio fundamental do ferro, voltado para o Sul.

Há uma ressonância (p. 24) entre a substância química que constitui um corpo e a **cor** que possui o mesmo *Raio fundamental.*

Para conhecer o azimute ou orientação de cada cor, traçamos duas circunferências concêntricas e as dividimos em 24 partes, ou seja, de 15° em 15°. Cada cor vai ocupar dois espaços ou 30°. Ao Norte, se coloca o **violeta**, de modo que o prolongamento da agulha da bússola corte a área na linha média; ao Sul, situa-se o **vermelho**, da mesma maneira. A linha Este corta o **verde** na metade. À direita, as cores se sucedem na ordem do espectro solar. A esquerda do disco será reservada ao **branco** e aos seus matizes mais ou menos atenuados, do **cinza** ao **preto**. O **ultravioleta** fica à esquerda do **violeta**. O **infravermelho** também à esquerda do **vermelho**, Fig. 23.

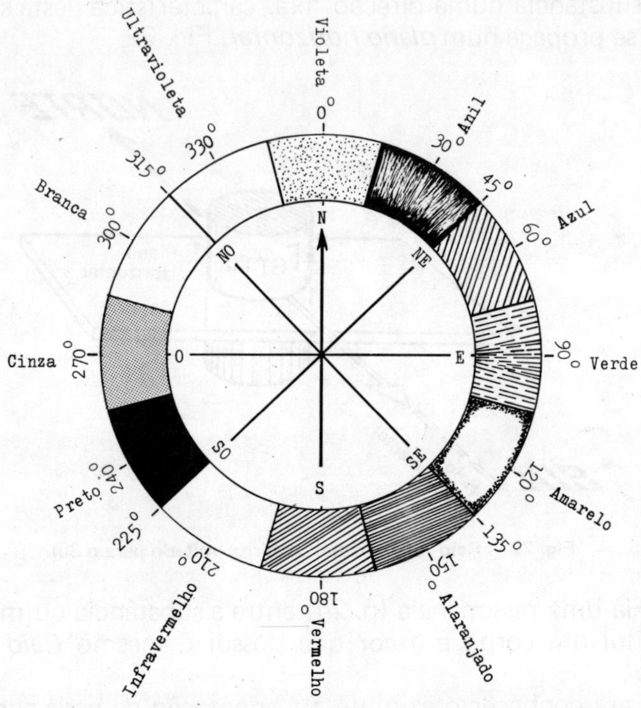

Fig. 23 — Círculo azimutal das cores. Obtém-se a correspondência colorida de uma substância, conhecendo-se seu "raio fundamental", ou vice-versa.

A seguir, apresentamos os azimutes do Raio Fundamental de algumas substâncias químicas, determinados pelo abade Mermet:

Substâncias	*Azimutes do raio fundamental*
Ferro, aço	Sul ou 180°
Calcário	Norte ou 0°
Alumínio	75°
Níquel	125°
Prata pura	Este ou 90°
Cobre, bronze	225°
Água	330°
Estanho	27°
Ouro	270° → às vezes 0°; raramente 90°
Mercúrio	37°
Zinco	135°
Carbono, grafite, diamante	255°

O raio fundamental forma um ângulo invariável com a linha meridiana ou direção Norte-Sul.

— Como fazer para captar o raio fundamental de um corpo ou substância?

— Há dois caminhos:

— O operador procura o raio, contornando o objeto com o pêndulo, suspenso pelos dedos da mão direita, isto é, o radiestesista descreve vagarosamente uma circunferência em torno do objeto até que o pêndulo passe a fazer **rotações diretas**. Nesse momento, ele estará na direção do raio fundamental. Se quiser determinar o azimute desta linha, bastará compará-la com a meridiana, de maneira análoga à explicação dada na p. 42.

— Com o dedo indicador da mão esquerda, utilizado como ***antena***, o operador volteia o objeto apontando o dedo, enquanto o pêndulo permanece suspenso pela mão direita. Quando o indicador atinge a direção do raio fundamental, o pêndulo rotaciona no sentido horário.

• *Raio antena* – Ele é determinado pelo dedo indicador da mão esquerda, e pode desempenhar o papel de ***receptor*** ou ***emissor.*** O primeiro caso já descrevemos no item anterior (raio fundamental). Ao invés do dedo, pode-se segurar uma haste aguçada na mão esquerda, à guisa de antena. É emissor quando o apontamos para o objeto numa direção qualquer, Fig. 24.

• *Raio mental* ou *Raio capital* – É utilizado na Radiestesia à distância e depende da vontade do operador.

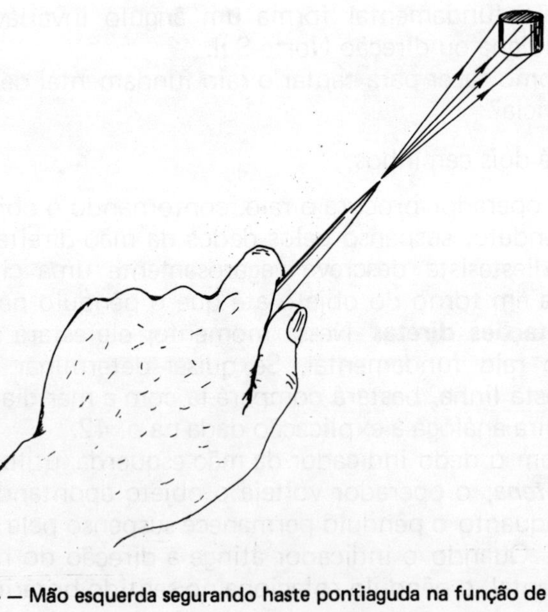

Fig. 24 – Mão esquerda segurando haste pontiaguda na função de antena.

CAPÍTULO IX

DIAGNÓSTICO

Já vimos que os seres emitem o chamado "raio fundamental", e qual a importância dele na Radiestesia Curativa?

— Como diagnosticar a doença de uma pessoa?

— A técnica radiestésica consiste em o radiestesista descobrir, primeiramente, o seu ***próprio*** raio fundamental, ou seja, a sua própria ***cor individual.***

No caso do nosso estudo, o operador se vale do ***Pêndulo neutro,*** embora existam pêndulos especiais que facilitam essa pesquisa. Ele deve proceder da seguinte maneira:

- Pelo processo dos braços, p. 41, ou por meio de uma bússola, mesmo rudimentar, Fig. 25, o radiestesista se mantém numa posição tal que a sua face fique voltada para o Norte, num quarto ou cômodo bem iluminado, ou, preferivelmente, fora, ao Sol.
- A seguir, o radiestesista mantém a mão ESQUERDA com a palma aberta e, por meio do pêndulo, suspende-o pela mão direita a alguns centímetros acima da outra mão.
- Quando se usa o Pêndulo neutro (que é o nosso caso), vai-se encolhendo ou soltando o fio de suspensão até que o pêndulo comece a girar no sentido horário, direto.
- Fixado o comprimento do fio, achado no item anterior, o radiestesista testa o pêndulo sobre fitas, papéis ou plásticos com as cores do espectro solar (violeta, anil, azul, verde, amarelo, alaranjado e vermelho) e sobre fita branca e preta, para descobrir sobre que cor o pêndulo gira no sentido horário. Fica assim definida a **cor individual**. (Como fizemos sentir, há pêndulos especiais que dispensam o uso das fitas coloridas.)
- Deve-se comprovar a exatidão da cor obtida: vira-se a mão esquerda com a palma para baixo e suspende-se o pêndu-

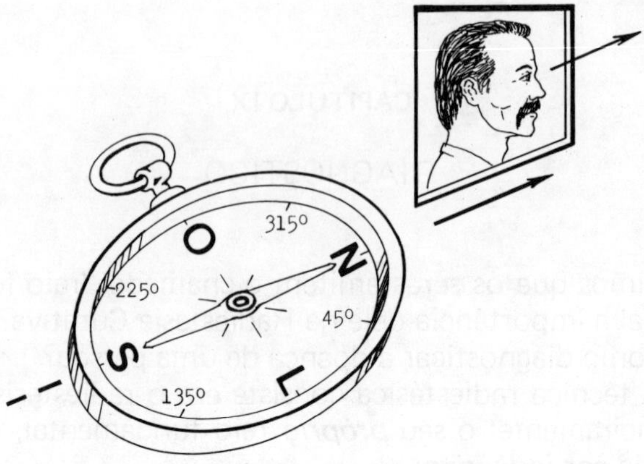

Fig. 25 — Orientação do radiestesista para o Norte.

lo sobre as costas da mão; o pêndulo deve fazer **oscilações longitudinais**, isto é, balançar no sentido do comprimento dos dedos. Se isto acontecer, significa que a cor individual foi achada corretamente.

Para diagnosticar outra pessoa, procede-se na mesma maneira:

- Coloca-se o paciente voltado para o Norte em um cômodo bem iluminado, ou ao sol, quando se opera fora.
- Pede-se que abra a **mão esquerda**, com a palma aberta, e suspende-se o pêndulo sobre a mesma. Tratando-se de uma mulher, pede-se que estenda a mão direita (salvo se estiver na menopausa, época em que a polaridade da mulher é idêntica à do homem e, então, ela apresenta a mão esquerda).
- Determina-se a cor individual do paciente da mesma maneira anterior.

Tenha-se presente que a **cor individual** é o ponto de partida para qualquer **diagnóstico**.

Quando uma pessoa se acha enferma, em termos radiestésicos isto significa que existe um desequilíbrio das vibrações em algum órgão.

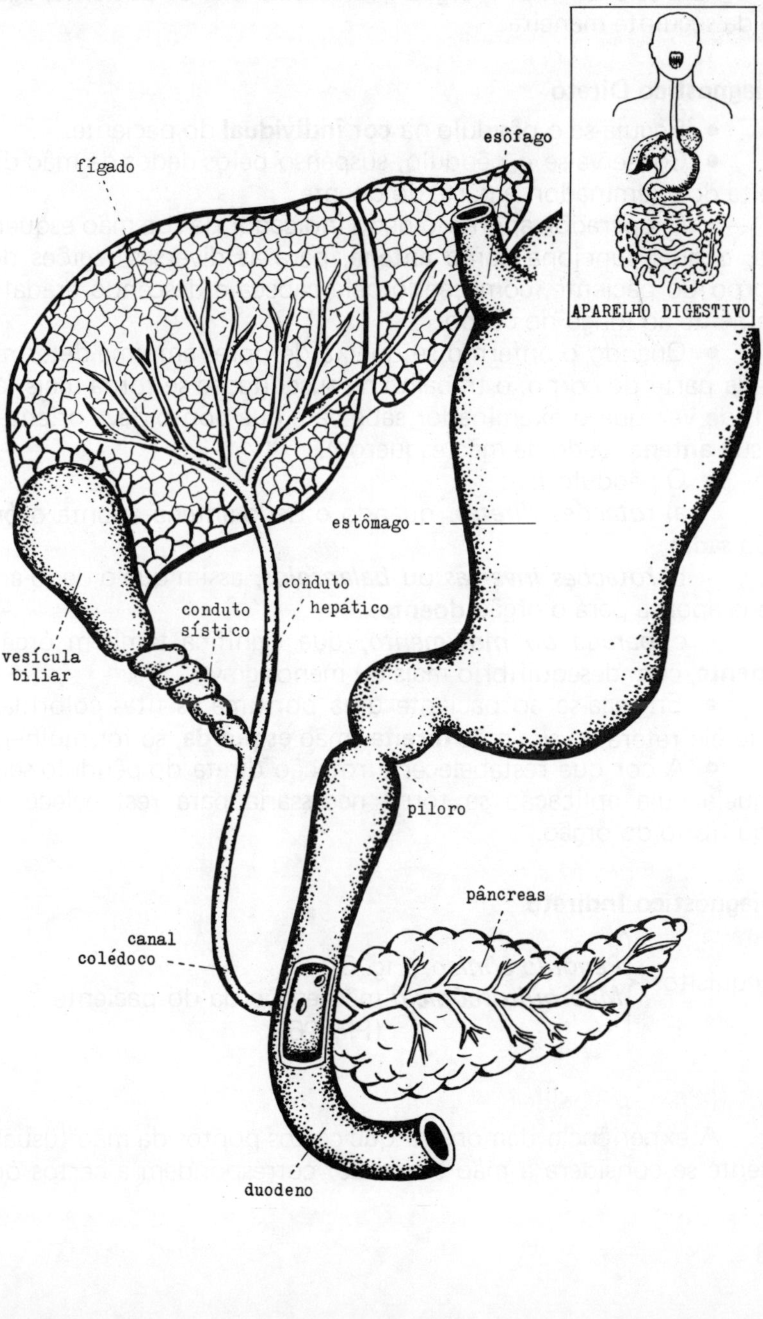
APARELHO DIGESTIVO
esôfago
fígado
estômago
conduto
hepático
conduto
sístico
vesícula
biliar
piloro
pâncreas
canal
colédoco
duodeno

Para se encontrar o órgão que causa o mal do paciente, age-se da seguinte maneira:

Diagnóstico Direto

- Regula-se o pêndulo na **cor individual** do paciente.
- Conserva-se o pêndulo, suspenso pelos dedos da mão direita do examinador, à parte do doente.
- O operador aponta o dedo indicador da sua mão esquerda, o qual funciona como **antena**, para as diversas regiões do corpo do paciente, começando pela cabeça e descendo gradativamente ao longo do corpo.
- Quando o enfermo se queixa de dores em uma determinada parte do corpo, o trabalho de auscultação se torna mais fácil, de vez que o examinador sabe para que ponto deve orientar a sua **antena** (dedo da mão esquerda).
- O pêndulo faz:

a) ***rotações diretas,*** quando o dedo-antena aponta o órgão **sadio**;

b) ***rotações inversas*** ou ***balanceios,*** assim que o dedo-antena aponta para o órgão **doente**;

c) ***parada do movimento,*** que significa também órgão **doente**, com desequilíbrio mais ou menos grave.

- Entrega-se ao paciente uma por uma as fitas coloridas, que ele reterá na sua mão **direita** (mão **esquerda**, se for mulher).
- A cor que restabelecer a rotação direta do pêndulo será aquela cuja aplicação se torna necessária para restabelecer o equilíbrio do órgão.

Diagnóstico Indireto

Requisitos:
- *Pêndulo cônico* (Fig. 3).
- *Mão quiroscópica:* mão esquerda do paciente (Fig. 26).

A experiência demonstra que certos pontos da mão (usualmente se considera a mão esquerda) correspondem a certos ór-

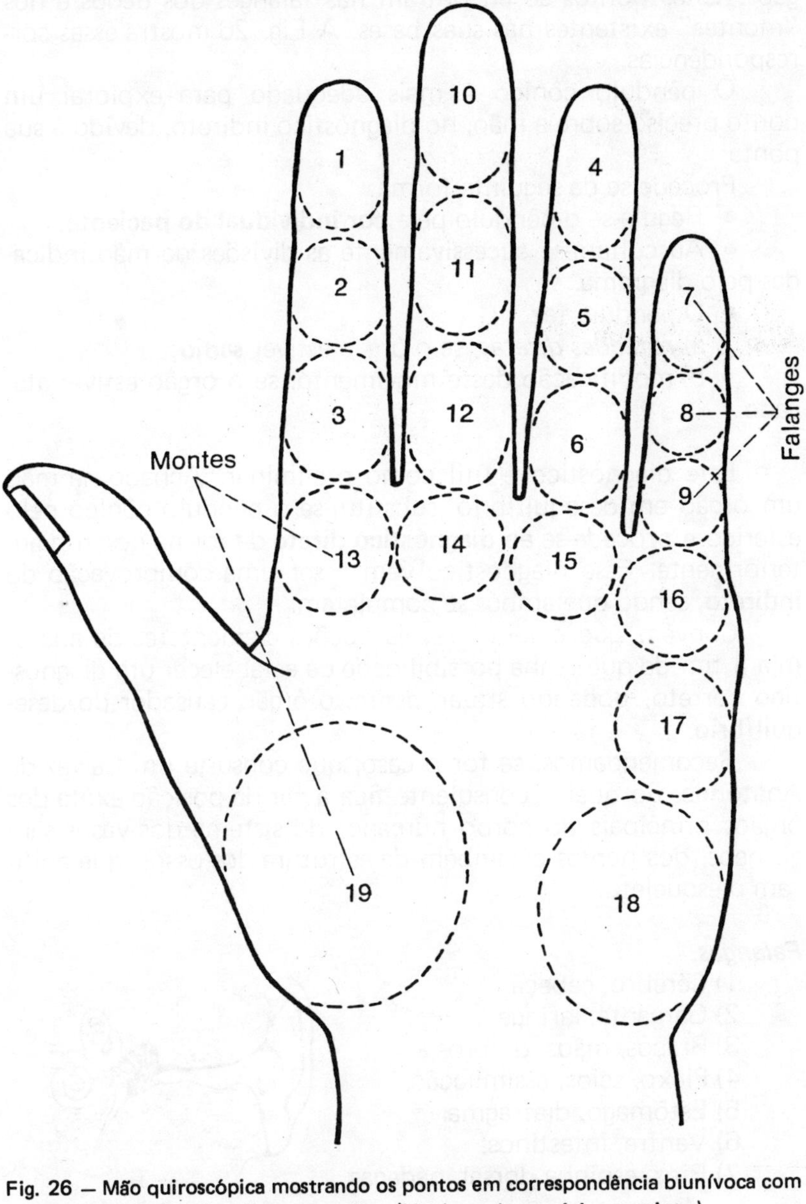

Fig. 26 — Mão quiroscópica mostrando os pontos em correspondência biunívoca com os órgãos, funções e secreções. (Ver legenda na página seguinte.)

gãos. Estes pontos se encontram nas falanges dos dedos e nos "montes" existentes nas suas bases. A Fig. 26 mostra essas correspondências.

O pêndulo cônico é mais adequado para explorar um ponto preciso sobre a mão, no diagnóstico indireto, devido à sua ponta.

Procede-se da seguinte forma:

- Regula-se o pêndulo pela **cor individual do paciente**.
- Auscultam-se sucessivamente as divisões da mão indicadas pelo diagrama.
- O pêndulo faz:

a) ***rotações diretas,*** se o órgão estiver **sadio**;

b) modificação desse movimento, se o órgão estiver atacado.

Este diagnóstico é útil como preliminar. Achado na mão um órgão em desequilíbrio, substitui-se o pêndulo cônico pelo esférico e procede-se ao **diagnóstico direto** da forma descrita anteriormente. Esse diagnóstico vem a ser uma comprovação do **indireto**, sendo que ambos se completam.

Convém que o leitor reveja noções elementares de anatomia a fim de que tenha possibilidade de estabelecer um diagnóstico correto, podendo situar, assim, o órgão causador do desequilíbrio.

Recomendamos, se for o caso, que consulte um Cartaz de Anatomia, no qual o consulente fica a par da posição exata dos órgãos principais do corpo humano, do sistema dos vasos sangüíneos, dos nervos e também da estrutura dos ossos, que edificam o esqueleto.

Falanges:

1) Cérebro, cabeça.
2) Garganta, laringe.
3) Braços, mãos, ombros.
4) Plexo, seios, assimilação.
5) Estômago, diafragma.
6) Ventre, intestinos.
7) Rins, espinha dorsal, nádegas.

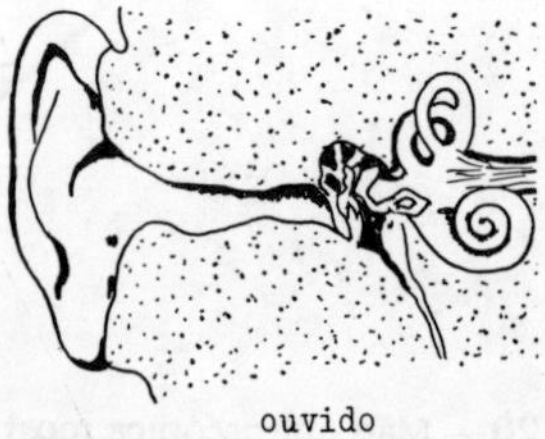

8) Sexo, vias urinárias.
9) Coxas, cadeiras, ânus.
10) Joelhos, curvas da perna.
11) Pernas, tornozelos.
12) Pés, dedos dos pés.

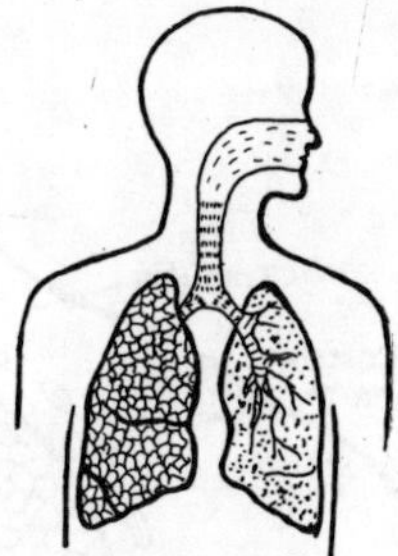

respiração

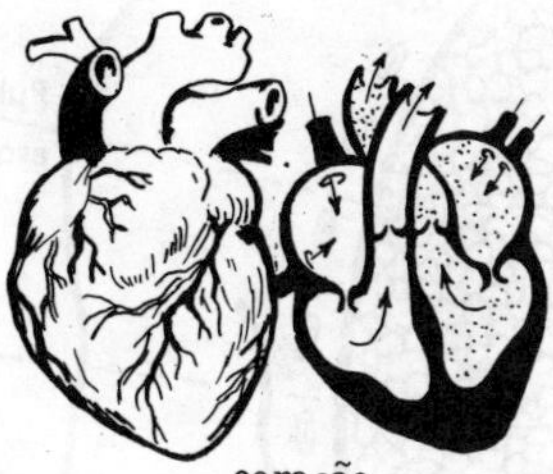

coração

Montes:

13) Circulação do sangue, fígado, sistema digestivo, líquido seminal.
14) Joelhos, ossos, dentes, baço, articulações, reumatismo.
15) Coração, sangue, vitalidade.
16) Cérebro, braços, sistema nervoso, pulmões, brônquios.
17) Sexo externo, músculos, tendões, bile, nariz.
18) Estômago, peito, sistema linfático, humores.
19) Seios, garganta, sexo interno, urina.

Observações:

Menstruações são indicadas por parada do pêndulo sobre os pontos de números 13 e 8. Adiar a auscultação por alguns dias.

Gravidez: Parada do pêndulo sobre os pontos números 19 e 4.

Como referência provisória, apresentamos na página seguinte um desenho de conjunto esquemático da posição aproximada que ocupam os órgãos na cavidade geral, Fig. 27.

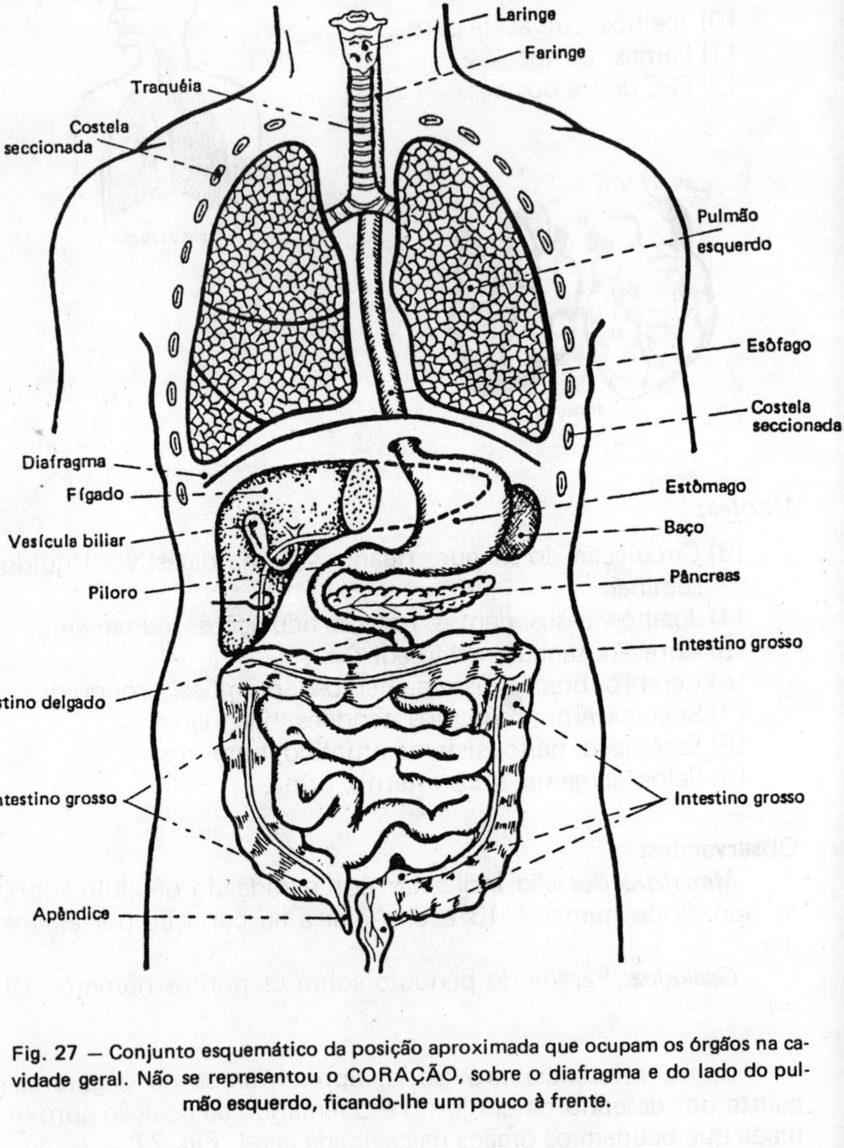

Fig. 27 — Conjunto esquemático da posição aproximada que ocupam os órgãos na cavidade geral. Não se representou o CORAÇÃO, sobre o diafragma e do lado do pulmão esquerdo, ficando-lhe um pouco à frente.

CAPÍTULO X

AS SÉRIES

Quando se sobrepõe o pêndulo acima de um corpo qualquer, o pêndulo começa a girar e, depois de algumas rotações, ele pára e oscila durante um certo instante, após o que as rotações recomeçam, e assim por diante.

Cada seqüência de rotações (que representaremos por R) é intercalada de ***oscilações*** (0), formando uma ***sucessão***: R - O - R - O - R - O..., que se chama ***série.***

A importância das ***séries*** em Radiestesia está baseada no seguinte princípio empírico: "O **número** de rotações do pêndulo numa série, para um ***mesmo*** corpo ou substância, é ***constante***."

Assim, para o Ferro, o pêndulo faz 4 rotações, depois faz oscilações; repetem-se as 4 rotações, a seguir oscila, e assim prossegue. A série do Ferro é 4 e vice-versa. Se o pêndulo inicia a série: 4R — oscila — 4R — oscila — 4R — oscila — 4R — oscila —... sobre um corpo em teste, é porque se trata da substância ***ferro.***

As séries individualizam as substâncias, embora pareça haver discrepâncias entre séries determinadas por radiestesistas diferentes a respeito de uma mesma substância, o que implica a interferência de um certo fator pessoal no estabelecimento serial. Outros acreditam que as discrepâncias são conseqüentes de falha de método, se não de outros motivos.

Críticos há que apontam a auto-sugestão como conseqüência da identidade numérica nas séries de várias substâncias: Se penso no número 4, o pêndulo fará 4 rotações. É a chamada ***convenção mental*** dos radiestesistas.

Entretanto, o abade Mermet submeteu jovens e crianças, que ignoravam os diversos valores seriais, ao teste da pesquisa de séries de substâncias e esse grupo chegou aos mesmos valores estandardizados pelo próprio abade.

Nada obsta a que cada radiestesista se sirva de um escalonamento serial pessoal, constante só para si, embora ligeiramente variável para outro.

Há um fenômeno ondulatório conhecido como *Batimento*, aplicado no funcionamento dos receptores de rádio, classificados como heteródinos. Misturam-se duas ondas de período desigual. — Que acontece? Por causa de sua defasagem, as duas ondas se encontram: 1) ora em **concordância** de fase, e os seus efeitos se **somam**; 2) ora em **oposição**, e se anulam, havendo assim alternâncias de **máximo** e de **mínimo**.

Aplicando-se esse fenômeno à interpretação radiestésica das **séries**, é lícito admitir que os dois períodos que produzem o **batimento** sejam produzidos: 1) de um lado, pela onda rabdomântica recebida do corpo em teste (ou do campo que envolve o corpo); 2) de outra parte, pela onda do circuito receptor formado pelo organismo nervoso do radiestesista. As rotações do pêndulo corresponderiam então aos pontos de **máximos**, as oscilações, aos de **mínimos**. À luz dessa interpretação, se vê também que a **freqüência** dos batimentos e a *amplitude* deles, sendo dependentes de um período nervoso pessoal de cada um, poderá variar de um radiestesista para outro, trazendo como conseqüência a referida discrepância numérica, que, inclusive, pode acontecer com um mesmo operador, de vez que somos capazes de atuar em nossas próprias recepções, modificando-as.

Citamos, a seguir, uma tabela das séries numéricas, obtidas pelo abade Mermet:

Substâncias	*Séries*
Ferro, aço	4
Alumínio	5
Níquel	5
Prata pura	6
Cobre, bronze	7
Água	7
Estanho	7
Ouro	11
Mercúrio	15
Zinco	17
Carbono, grafite, diamante	30

carvão

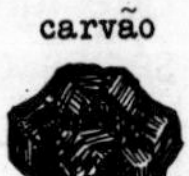

O "raio fundamental" e as "séries" são os dois elementos considerados primordiais pela maioria dos radiestesistas e fazem parte, se assim se pode dizer, do catecismo da Rabdomancia.

No que concerne à Radiestesia Curativa, é muito importante, na fase do **diagnóstico**, se inteirar da vitalidade do paciente ou, do ponto de vista radiestésico, conhecer "o número de série" de seu estado de saúde.

— Como obter a **série individual**?

— Assim:

- Regula-se o pêndulo na cor individual do paciente.
- O examinador segura o pêndulo na sua mão direita, afastada do examinando.
- O examinador aponta com a mão-antena sobre a palma da mão esquerda do paciente.
- E conta o **número** de **rotações diretas** do pêndulo.

Cada série constará do mesmo *número* de rotações e é justamente esse número que indica a **série individual** do paciente no seu estado atual de saúde.

Uma pessoa **saudável**, conforme a estatística radiestésica, deve apresentar um número de série em torno de 15.

Um número muito inferior a esse denota falta de vitalidade ou depressão.

Um número muito superior de rotações revela tensão nervosa, superexcitação, etc.

Convém organizar uma ficha pessoal de cada paciente na qual se anotarão todas as particularidades individuais, como os efeitos dos tratamentos aplicados:

Nome: . . . . *Data:* . . . .
1 — *Cor individual:* . . . .
2 — *Número de série:* . . . .
3 — *Órgãos em desequilíbrio:* . . . .
4 — *Cores restabelecedoras do equilíbrio:* . . . .
. . . .

Importante!

a) Não examine ninguém nas proximidades de uma árvore se estiver num pomar ou jardim.

b) Evite a proximidade de móveis volumosos, como um guarda-roupa.

c) Não examine à frente de espelho, de vez que, refletindo os raios radiestésicos, falseia o resultado da auscultação.

Nota:

A Radiestesia tem recursos para diagnosticar a distância!

CAPÍTULO XI

CATÁLOGO RADIESTÉSICO DAS CORES

De uma maneira geral (ver Fig. 23, p. 52), as cores em rabdomancia apresentam características dominantes, que é bom conhecer do ponto de vista terapêutico, embora não se deva emprestar, aos dados subseqüentes, um caráter definitivo ou completo. **Cor** vem a ser, como já fizemos sentir, o mesmo que **comprimento de onda**, em Radiestesia. Quanto à polaridade, já fizemos menção na p. 31.

Há ainda a seguinte classificação geral:

Cores	Vermelho Alaranjado Amarelo Infravermelho Preto	Radiações quentes e excitantes
	Azul Anil Violeta Ultravioleta Branco	Radiações frias e calmantes

Vermelho — Fortemente positivo, gerador de calor, de força, de energia física. É indicado aos anêmicos, aos raquíticos, e em geral às pessoas enfraquecidas. Bom anti-séptico e cicatrizante, empregado com êxito nos casos de eczema, de erisipela, de queimaduras, como nas febres agudas (sarampo, escarlatina, etc.). Em todos esses casos, o vermelho age "absorvendo".

Diz-se em geral que uma cor pode atuar absorvendo as radiações que ela emite (*similia similibus curantur*).

São tão excitantes as vibrações vermelhas que, situada uma pessoa nervosa em um cômodo pintado de vermelho, sob luz vermelha, acabaria em estado de demência ao fim de certo tempo.

O vermelho é prejudicial às pessoas que têm uma tensão sangüínea elevada, às pessoas nervosas e excitáveis.

Fisiologia: Os rins, os órgãos genitais externos, as veias, a garganta, o ouvido esquerdo.

Patologia: As doenças dos rins (nefrite, cálculos, etc.), flebite, hemorragias, abscessos, afecções dos órgãos sexuais exteriores do homem e da mulher, traumatismo, infecções do sangue.

Metal correspondente: Ferro.
Reação química: Ácida.
Comprimento de onda da vibração: 0,000.78 cm.

Alaranjado — É tônico cardíaco, empregado contra a sonolência, a opressão, o pessimismo, etc. Positivo. Empregado para atenuar a ação do azul.

Fisiologia: Coração, cérebro, nervos motores, os olhos, o lado direito do corpo em geral.

Patologia: As doenças do coração, certas afecções nervosas, oftalmia.

Metal correspondente: Ouro.
Reação química: Ácida.
Direção do raio principal: Azimute 120°

Amarelo — Atua sobre o pâncreas, o fígado e o baço, auxiliando em geral a regeneração dos tecidos. Age no sistema digesvo. Bom estimulante no tratamento da anemia, do mesmo modo que nas afecções do sistema respiratório como: tosses, dores de garganta, etc. Age de uma maneira excitante em pessoas nervosas. Para paralisar seu efeito nocivo, utiliza-se o azul. Jamais se aplica o amarelo em uma mulher grávida, com receio de que afete seus rins pelas suas emanações nítricas. É positivo.

Fisiologia: O fígado, as narinas, a garganta, os órgãos genitais interiores do homem e da mulher.

Patologia: Oxidação excessiva, nutrição enfraquecida, afecção do nariz e da garganta, perturbações ginecológicas.

Metal correspondente: Cobre.

Reação química: Ácida.

Direção do raio principal: Azimute 150°.

Verde Positivo-Negativo — Sendo a mistura do azul com o amarelo, não possui nenhuma das qualidades características dessas duas cores: não é calmante, nem estimulante. Ele prepara o caminho a todas as espécies de afecções baseadas no desequilíbrio. Pode portanto ser utilizado para desequilibrar as vibrações causadas pelo raio de uma doença. Usa-se dele para preparar a via para a aplicação de uma cor curativa, porém convém se servir dessa cor com prudência e somente por curtas durações. O verde pode ser utilizado para aliviar as dores num caso de câncer.

Não se deve vestir de verde quando se manipula o pêndulo, porque a sua dupla polaridade afeta a recepção dos raios de cores.

O verde das plantas se forma naturalmente por sua absorção de hidrogênio (azul) e de nitrogênio (amarelo). A mistura desses elementos forma a tonalidade verde de todas as plantas expostas ao ar.

Fisiologia: Cérebro, língua, bile.

Patologia: Os centros nervosos, os órgãos dos sentidos, o psiquismo.

Metal correspondente: Mercúrio.

Reação química: Neutra.

Azul — Negativo, regenerador do sistema nervoso. Alcalino, anestésico. Prescreve-se às pessoas sangüíneas em todos os casos de alta tensão sangüínea. Nas afecções artríticas, reumatismais, contusões, nevralgias, ciática, etc. Apazigua a superexcitação sexual.

Fisiologia: Estômago, intestinos em geral (fígado, bile, tripas, bexiga), boca, glândula tiróide, o lado esquerdo do corpo em geral.

Patologia: Catarros simples, afecções do sistema linfático, as células de nova formação, os tecidos conjuntivos; as serosas, mucosas, helmintíases, oftálmicas. Em geral, as afecções do lado esquerdo do corpo.

Metal correspondente: Prata.

Reação química: Alcalina.

Direção do raio principal: 60°.

Anil — Cor intermediária entre o azul e o violeta, apenas visível no espectro solar. Sua ação pode ser definida como a do azul reforçado. Pode ser empregado com sucesso em certas afecções intestinais. Restabelece o equilíbrio entre as vibrações vitais do corpo físico e da parte anêmica. De maneira geral estimula a atividade mental. Negativo.

Fisiologia: O aparelho respiratório com todas as suas ramificações. A circulação arterial, a oxidação do corpo, as extremidades superiores (braços, mãos).

Patologia: Afecções dos pulmões, pneumonia.

Metal correspondente: Estanho.

Reação química: Alcalina.

Violeta — Estabelece um efeito calmante em geral, principalmente nas afecções psíquicas, mas as doses devem ser pequenas.

Fisiologia: Baço, bexiga, ossos, dentes, ouvido direito.

Patologia: As doenças graves ou infecciosas, a desintegração das células, diminuição da nutrição.

Metal correspondente: Chumbo.

Reação química: Alcalina.

Comprimento de onda de vibração: 0,000.38 cm. Negativo.

Ultravioleta — Suas vibrações estão entre 3.200 e 3.000 ångströms. Não transpassa o vidro. Pode ser aplicado no tratamento do raquitismo, mas é prejudicial em todas as afecções do coração e dos pulmões. Pode causar o desligamento da retina no olho (queratite). É contra-indicado no caso do câncer. Microbicida para certos micróbios.

O comprimento de onda de vibração varia a partir de 0,000.013.6 cm.

Infravermelho — Perigoso em todos os casos de congestão. Auxilia a regenerar os glóbulos vermelhos do sangue. Transpassa o vidro. Acalma as dores nevrálgicas. Emprega-se na anemia e tuberculose.

Nas regiões que se aproximam do Equador, a radiação **infravermelha** aumenta no espectro solar e a **ultravioleta** diminui. O inverso se observa durante as ascensões em montanhas.

Comprimento de onda de vibração: a contar de 0,000.03 até 0,000.078 cm.

Preto — Absoluto, não existe. Pode ser qualificado como a simbolizar a não-existência, o fim, a morte. Ele é oposto ao branco como as trevas se opõem à luz, a morte se opõe à vida, o repouso ao movimento.

Branco — Síntese de todas as cores do espectro. Sua sensação visual define a assimilação.

Cinza ou **Verde-Negativo** — Suas radiações são mais fortes que todas as outras cores. É microbicida e mumifica os tecidos vivos.

Assim como em radiotecnia, a onda sonora, de curto alcance, precisa ser misturada com uma onda de alta freqüência, chamada "portadora" para atingir longas distâncias — função análoga apresenta o Verde-negativo ou Cinza (Fig. 23), que desempenha o papel de ***portadora*** para transportar ao longe outras cores.

O verde-negativo, onda elétrica e magnética, assume a função de onda portadora para as vibrações radiestésicas.

Reação entre cores — No tratamento pelas cores, o radiestesista deve levar em alta consideração os efeitos resultantes das combinações de cores.

Imagine que o pêndulo, suspenso pelo comprimento de fio correspondente ao ponto nº 7, Fig. 13, p. 34, esteja evidentemente emitindo raios ou ondas de **comprimento de onda** relativo ao raio VERMELHO sobre um objeto, substância ou órgão que, ao mesmo tempo, esteja emitindo raio AZUL.

— Que acontecerá? Que cor dominará o efeito resultante?

— Ora, quando se superpõe uma onda sobre outra e, dependendo da simultaneidade ou não dos períodos da fonte vibratória, pode acontecer, como já vimos, que os seus efeitos se somem, resultando uma onda de maior **amplitude** que as originais; pode acontecer que a onda resultante tenha uma amplitude igual à diferença das amplitudes iniciais; pode ainda acontecer que os seus efeitos se anulem. (Cf. Figs. 1 e 16 e explicações.)

O mesmo se realiza com as ondas de cor, quando se superpõem, sendo que a COR resultante ou **combinação de cores** pode ser calculada por uma simples tabela que apresentaremos na seqüência dessa exposição.

Em Farmácia Química, dá-se grande importância às **incompatibilidades** medicamentosas. O farmacêutico manipulador sabe, por exemplo, que ao preparar um medicamento há associações de substâncias que devem ser evitadas porque são incompatíveis:

a) O tanino com os alcalóides (morfina, cocaína, cafeína, etc.) e seus sais, com a albumina e a gelatina, com os sais solúveis de antimônio, de zinco, de ferro e outros sais metálicos.

b) As mucilagens e as gomas com os per-sais de ferro.

c) Os permanganatos com as matérias orgânicas, etc.

Com essa precaução, o farmacêutico fica a salvo de preparar um medicamento nocivo, senão letal, ao enfermo.

Fato semelhante acontece com o tratamento pelas cores, utilizado pela Radiestesia.

Assim, é de suma importância saber previamente qual a reação resultante de uma cor aplicada a um doente com a sua cor individual.

A tabela da pág. 73 permite encontrar antecipadamente a cor resultante e possibilita, assim, ao radiestesista, evitar incompatibilidade de combinações inesperadas que poderiam ser prejudiciais ao paciente.

Exemplo: Combinar a cor **alaranjado** com a cor **azul**.

Tabela da Soma e Diferença das Cores

Linhas	Cores	A	B	C	Observações
a	Preto	1	12	–11	A = coluna de procura das cores
b	Infravermelho	2	13	–10	
c	Vermelho	3	14	–9	A, B = colunas da soma das cores
d	Alaranjado	4	15	–8	
e	Amarelo	5	16	–7	A = coluna da diferença das cores
f	Verde	6	17	–6	
g	Azul	7	18	–5	C = coluna da subtração algébrica das cores: Número menor menos número maior, resultado negativo.
h	Anil	8	19	–4	
i	Violeta	9	20	–3	
j	Ultravioleta	10	21	–2	
k	Branco	11	22	–1	a, b, c,... = linhas-respostas

Solução: • Procuram-se na coluna A os números correspondentes a essas cores:

Alaranjado ⟶ 4
Azul ⟶ 7

• Somam-se e subtraem-se aritmeticamente esses dois números:

$$\begin{array}{r} 4 \\ 7 \\ \hline 11 \end{array} + \qquad\qquad \begin{array}{r} 7 \\ 4 \\ \hline 3 \end{array} -$$

• Na coluna A, a soma 11 corresponde à linha "k" ou **branco**; e a diferença 3, ao **vermelho**, linha "c".

• Faz-se a subtração algébrica:

$$\begin{array}{r} 4 \\ 7 \\ \hline ? \end{array} - \qquad\qquad -(7 - 4) = -3$$

—3 (menos três), procurado na coluna "C", corresponde à linha "i", ou **violeta**, ou melhor, a —**Violeta** (menos violeta).

Observação:

Há sempre ainda uma **quarta cor invisível** em uma combinação, mas, considerando-se que ela não é estável e depende de circunstâncias diversas, como a orientação, não se tem possibilidade de introduzi-la em uma tabela, e a quarta cor deve ser encontrada, cada vez, conforme os casos que se apresentam.

CAPÍTULO XII

TRATAMENTO

O diagnóstico tem por fim descobrir o centro de uma afecção e o tratamento consiste no restabelecimento do equilíbrio normal da parte afetada.

Em casos simples, basta deslocar a cama do paciente para restabelecer o seu equilíbrio e acabar com os males de que padece.

A melhor posição de uma cama é aquela do meridiano Norte-Sul, com a cabeça voltada para o Norte.

Esta posição permite às ondas que seguem a direção dos meridianos circular livremente ao longo do corpo sem desorientar a corrente das radiações individuais do homem.

Colocando-se a cama transversalmente em relação ao meridiano (Este-Oeste), as ondas que seguem os meridianos atravessarão aquelas que circulam no corpo, e causarão um desarranjo.

A manutenção de uma perfeita saúde está na dependência de uma alimentação perfeita.

Uma dieta, prescrita por um médico ou recomendada por uma propaganda, não deve ser igualmente aplicada a todas as pessoas sem distinção: pode ser boa para uma e prejudicial para outra.

Não se deve generalizar uma dieta, de vez que cada paciente, tendo uma cor individual que lhe é peculiar, necessita de uma combinação própria que o conduzirá ao restabelecimento da saúde.

A propósito, haja vista um mal causado por uma excessiva ação forte de uma vibração positiva (por exemplo: vermelho). É evidente que se procurará restabelecer o equilíbrio pelo reforço de vibrações negativas (azul). Suponha-se agora que na dieta prescrita os alimentos emitem, por si mesmos, vibrações positivas. Esses alimentos não só paralisarão a ação curativa como também aumentarão o desequilíbrio.

Assim, um dos pontos importantes do tratamento por Radiestesia consiste na escolha correta dos produtos alimentares que devem estar em perfeita harmonia com a natureza individual do paciente. Pode-se mesmo dizer que 75% das perturbações são causadas por uma nutrição não apropriada.

Numerosos casos de desarranjos do aparelho digestivo desaparecem sem o recurso de medicamentos e tão-somente com a aplicação escrupulosa de uma dieta conveniente à natureza do enfermo.

É necessário uma certa perseverança e um esforço contínuo para testar diariamente os alimentos que se vai ingerir, porém é uma decisão compensatória.

Dessa maneira, a gente acaba se tornando o próprio médico pessoal, estudando a natureza individual a tal ponto que, ao menor sinal de alarme, a gente saberá como restabelecer o equilíbrio e reencontrar a saúde perfeita.

— Como controlar a alimentação pela Radiestesia?

— Facílimo! Adote a seguinte técnica:

• Regule o pêndulo na sua **cor individual**, segurando-o pela mão direita.

• O alimento em teste será mantido pela mão esquerda.

• Sendo um prato de certo volume, ao invés de segurá-lo, usa-se a mão esquerda como antena.

• Atente para os movimentos:

a) ***Rotações diretas:*** O alimento é bom para o consulente.

b) ***Balanceios:*** Alimento neutro, não é bom nem mau.

c) ***Rotações inversas:*** O alimento testado é contrário à natureza do consulente e, com toda a certeza, se ingerido, lhe fará mal.

Pessoas existem que se dão ao vantajoso trabalho de aplicar o teste do pêndulo a cada refeição: observam que certos alimentos são bons num dia e contra-indicados noutro. Com esta perseverança, ficam em condições de se libertarem de males de que padeciam durante anos.

Conseguiram restabelecer a sua saúde sem nenhum medicamento, adotando apenas uma dieta bem escolhida, em perfeita harmonia com a sua natureza.

Ocorre propor uma segunda pergunta:

— Como controlar um medicamento?

— Para que um farmacógeno apresente efeito curativo, ou de alívio, há duas condições que preencher:

a) estar em harmonia com a natureza do doente;

b) emitir raios capazes de combater o mal.

Importa lembrar que uma moléstia, como qualquer coisa, tem o seu próprio raio nocivo, detectável por meio do pêndulo.

Tanto o medicamento quanto o tratamento aplicado têm por objetivo principal neutralizar esse raio nocivo.

Fazendo uma digressão de ordem farmacêutica, a fórmula de um medicamento compõe-se de uma, de duas ou mais partes necessárias: a base, e o veículo, podendo conter ainda os adjuvantes, os corretivos e intermédios.

Base é a substância mais ativa ou principal da fórmula.

Veículo ou **excipiente** é a substância que se emprega para dissolver, unir ou incorporar os medicamentos, dando-lhe a forma farmacêutica desejada (cápsulas, pílulas, comprimidos, etc.).

Adjuvante é a substância que se incorpora para reforçar a ação terapêutica da base.

Corretivo é a substância que tem por fim modificar a ação tópica ou dinâmica da base ou mascarar o cheiro e o sabor desagradáveis de certos medicamentos.

Intermédio é incorporado à fórmula, quer para aumentar o coeficiente de solubilidade de certas substâncias, quer para atenuar a sua ação mais ou menos irritante.

Voltando à Radiestesia, o meio mais simples de tratamento consiste na aplicação de um pedaço de tecido da cor indicada pelo pêndulo sobre a parte afetada.

A natureza do tecido escolhido desempenha um certo papel, podendo ser de seda, de algodão e, em certos casos, de lã.

A amostra que produzir as rotações mais fortes do pêndulo será a mais eficaz para o caso preciso.

Um detalhe curioso é que a emissão de vibrações é causada tanto pela cor quanto pela matéria que constituem um corpo.

Isto implica escolher convenientemente a matéria que emite as vibrações necessárias para o restabelecimento do equilíbrio.

Releva, portanto, distinguir duas espécies de vibrações em cada objeto que se submeta a teste:

a) as vibrações da **cor**.

b) as vibrações da **forma**, isto é, da substância que constitui um dado corpo.

Pode acontecer de ambas as radiações "a" e "b" terem a "mesma cor", o que é mais raro.

Usualmente, a radiação da cor e da forma são diferentes.

— Como discernir uma radiação da outra, com o pêndulo?

— Nada difícil!

A procedência do raio captado se obtém da seguinte maneira:

- Suspende-se o pêndulo sobre um objeto qualquer e ele descreve rotações **diretas**.
- Com a mão **esquerda** segura-se um ímã pelo pólo norte[1].
- Se a rotação do pêndulo for causada:

pela **forma**: O pêndulo pára instantaneamente.

pela **cor**: O pêndulo continua a girar sem que a influência do ímã o perturbe.

Curiosíssimo no tratamento pelas cores é que, a simples aplicação de um tecido colorido à parte afetada, é o bastante para restabelecer o equilíbrio e a saúde.

Em certos casos, a aplicação de um pedaço de pano de cor apropriada a um rim doente interrompe as dores e desembaraça-o da areia e até dos pequenos cálculos depois de um breve tempo, aproximadamente dois meses.

---

[1] **O Pólo Norte de um ímã é aquele que, aproximado da ponta "pintada" ou Norte da agulha de uma bússola, a repele energicamente.**

O tratamento pelas cores exige uma verificação constante sobre uma determinada cor, benéfica a um paciente. A cor "prescrita" continua válida enquanto o pêndulo fizer rotações diretas sobre a mesma, o que depende de uma vigilância diária. Se isto não ocorrer, é preciso eleger outra cor em substituição da anterior. Sabe-se de casos de cinco mudanças de cor até conseguir-se a cura completa.

Há uma restrição: ***jamais aplicar o verde negativo ou cinza***!

Devem-se usar com prudência e por breves períodos as cores invisíveis ***Infravermelho, Ultravioleta*** e o ***Preto,*** as quais estão individualizadas na Fig. 23, p. 52, pelos azimutes de seus raios fundamentais; e, pelas suas posições relativas no espectro solar, na Fig. 13, p. 34.

Reforço elétrico — Embora os raios radiestésicos não sejam de origem elétrica, nem magnética, como já mencionamos alhures, muitas experiências demonstraram um fato deveras curioso. Introduzindo um isolante qualquer, um barbante, um pedaço de madeira ou de borracha, etc., numa tomada de corrente elétrica, detecta-se no pêndulo uma forte radiação ao longo do isolante.

A nova corrente não tem nada em comum com a eletricidade, de vez que está completamente isolada da corrente elétrica.

Entretanto se constata que essa radiação acompanha de uma maneira misteriosa a corrente elétrica, sendo a referida radiação forçada e propulsionada pela eletricidade.

Esta descoberta possibilitou o projeto e construção de um aparelho ou dispositivo muito simples com o propósito de utilizar essa força desconhecida.

Consta de um plugue comum ao qual se fixou um barbante, de seda ou de cânhamo, de 2 a 3 metros de comprimento.

Na outra extremidade do barbante se fixou um cone de madeira ou de galalite. Pode-se melhorar a eficiência desse aparelho introduzindo no cone um pequeno ímã em ferradura unido à ponta do barbante.

Coloca-se o plugue na tomada e põe-se o cone sobre uma cor. A radiação da cor, como a sua força de penetração, aumen-

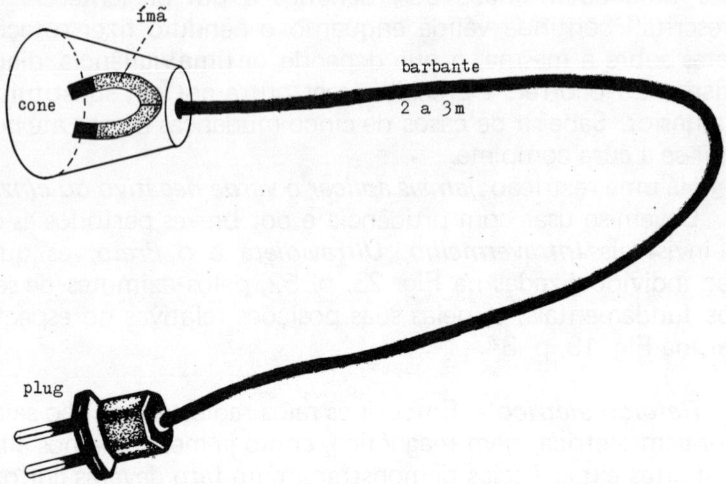

Fig. 28 — Aparelho simples para reforçar as vibrações radiestésicas.

tarão sensivelmente. Assim, para aumentar a ação de uma cor sobre um doente, coloca-se acima do pedaço de pano colorido o cone que se manterá assim por um certo tempo.

O pêndulo, regulado pelo operador na cor do paciente, indica o tempo necessário em que o cone deve repousar sobre a cor.

Tudo se passa como se se estivesse fornecendo "carga" ao pêndulo, a qual "imprime" a ele uma vigorosa rotação direta, enquanto o carregamento for eficaz e necessário para o restabelecimento do equilíbrio.

Completada a carga, o pêndulo pára.

Convém, num caso de enfraquecimento geral, fazer uma carga por meio deste aparelho uma ou duas vezes por dia, aplicando ao plexo solar, uma cor indicada pelo pêndulo. O paciente recobra suas forças e, ao fim de algumas sessões, ele retoma seu vigor normal.

CAPÍTULO XIII

OS MICRÓBIOS

A nossa exposição se limitou até agora aos desarranjos do equilíbrio das vibrações que constituem a complexidade do organismo humano.

O tratamento do mal seguiu um método: Descobrir a radiação ou as radiações que restabelecem o equilíbrio e, conseqüentemente, a saúde.

Porém, além desses desarranjos, existem doenças cuja causa se deve não a vibrações nocivas, mas a organismos estranhos, parasitas, que se chamam micróbios (***micro*** = pequeno; ***bios*** = vida).

Os micróbios pululam no ar, na água e no solo.

Um grande número de micróbios vivem em nosso organismo sem causar doenças. Outros são úteis desde que não se proliferem em demasia, como os colibacilos que vivem em nossos intestinos e colaboram na destruição das matérias rejeitadas pelo organismo.

Uma doença microbiana pode ser diagnosticada pelos métodos da Radiestesia, cujo princípio é o mesmo já comentado, baseando-se na ressonância harmônica entre dois objetos de mesma natureza.

— Como diagnosticar uma moléstia microbiana?

— Simples! Imagine o leitor que se desconfia que haja um crescimento canceroso no fígado de um doente. Procede-se da seguinte maneira:

- Ausculta-se esse órgão, havendo um desarranjo da rotação direta do pêndulo.
- Providenciam-se amostras de culturas de diferentes micróbios: colibacilo, estreptococo, bacilo de Koch e uma amostra de células cancerosas, etc.

• O paciente deve estar voltado para o Norte, e ficar de pé.

• Coloca-se diante do doente um suporte regulável sobre o qual se dispõem os frascos contendo as diferentes culturas microbianas, um após outro.

• Regula-se o suporte na altura do órgão afetado, no presente exemplo, na altura do fígado, e, aproximadamente, a um metro do órgão.

• Regula-se o pêndulo na cor do operador (e não na do enfermo).

• Coloca-se o pêndulo na linha imaginária entre a amostra de cultura microbiana e o órgão doente.

• O pêndulo faz:

a) ***Rotações diretas:*** Se o mal for câncer, como se supôs, entrando o pêndulo em sintonia com o tecido canceroso colocado no frasco;

b) ***Interrupção do movimento*** ou ***Balanceios:*** É resposta negativa à suposição de câncer;

c) ***Rotações inversas:*** Resposta negativa à hipótese feita, também.

No caso geral (daí a providência de outras culturas, item 2.º), quando não há uma suposição prévia, continua-se então a tentar sucessivamente culturas de diferentes micróbios até que se encontre uma rotação direta que determinará a causa da moléstia.

Fato interessante de observar é que o diagnóstico do câncer pela Radiestesia é anterior a qualquer outro meio conhecido.

Daremos a seguir uma lista de certos micróbios com as suas cores individuais e seus antídotos, ou seja, as cores que os matam:

Cólera: preto, morto pelo ***azul*** e pelo cobre.

Tuberculose: amarelo-canário, morto pelo ***branco,*** pelo Sol, pelo ar abundante.

Pneumococo: preto, morto pelo ***violeta.*** (Micróbio agente da pneumonia, pleurisia, meningite, nefrite.)

Tifo: vermelho-preto, morto pelo ***amarelo-verde*** (morto em 15 minutos).

Estreptococo: verde-azul, morto pelo ***verde-negativo*** (eucalipto, lavanda). (Esse micróbio é agente de pus, erisipela, etc.)

Piociânico: azul-vermelho-verde, morto pelo ***preto*** (essência de rosa). (Agente de pus, complicações das feridas.)

Meningococo: vermelho (bordô), morto pelo ***violeta*** (essência de cravo).

Disentéricos: destruídos pelo calor, ***vermelho-sangue*** (insenso).

Hematozoário de Paládio: cinza-preto, morto pelo ***anil-alaranjado*** (alecrim).

Deve-se advertir que o estudo das ondas dos micróbios está no seu começo e são necessárias longas experiências para encontrar a onda curativa capaz de matar um determinado micróbio, definitivamente.

Até agora, experiências com certos micróbios, principalmente o do cólera, apresentaram resultados satisfatórios.

PALAVRAS FINAIS

A Radiestesia se encontra ainda no seu estado de infância, apesar de remoto o emprego do pêndulo e da forquilha.

Para que seja uma ciência, deve fundamentar suas leis em bases sólidas e princípios irrefutáveis, como se ouve dizer.

A maioria dos práticos se sente satisfeita em explorar seu dom natural, sem se preocupar com as causas dos fenômenos: são os radiestesistas natos.

Os que não nasceram com esse dom, mas que o adquiriram à custa de perseverantes exercícios e ficaram tão hábeis quanto os primeiros, são os que fazem e compendiam teorias com apoio nos fatos experimentais.

Espera-se que médicos radiestesistas prossigam nas suas pesquisas para fazer da Rabdomancia um reforço inestimável no combate aos perigos das moléstias contagiosas, preservando milhares de vidas humanas.

É importante dizer, mormente para os seus negadores apriorísticos e intransigentes, que a Radiestesia não é fruto de imaginações fantasistas. Possui bases sólidas, vale a pena ser estudada por pessoas instruídas e sensatas, despojadas de qualquer partidarismo ou preconceito, animadas de um verdadeiro critério de objetividade.

Assim, as manifestações aparentemente misteriosas merecem, ao invés da ironia gratuita e fácil, um estudo criterioso, uma crítica imparcial compatível com o espírito científico.

Já se disse que não se sabe quanta ciência existe na superstição, nem quanta superstição existe na ciência...

Quanto à cromoterapia (tratamento pelas cores), a prática radiestésica apresenta acervo de resultados comprobatórios e assaz procedentes, além da vantagem inestimável de não "agredir" o paciente, desprovida de perigo instantâneo ou de reações brutais.

Estudemos com perseverança e sensatez essa admirável ciência "nova" que é a Radiestesia, cujo campo abre perspectivas ainda imprevisíveis.

Lembremos os famosos versos de Hipócrates:

> "Ars longa, Vita brevis,
> Experientia fallax,
> Judicium difficile. . ."